北京协和醫院
皮肤科护理工作指南

总主编　吴欣娟

主　编　余梦清

编　者（以姓氏笔画为序）

王　彤　朱　芹　李　念　余梦清　张　蕊　董　琦

人民卫生出版社

图书在版编目（CIP）数据

北京协和医院皮肤科护理工作指南 / 余梦清主编 . —北京 : 人民卫生出版社 , 2016

（名院名科专科护理工作指南丛书 / 吴欣娟主编）

ISBN 978–7-117-23100-8

Ⅰ . ①北…　Ⅱ . ①余…　Ⅲ . ①皮肤病学－护理学－指南

Ⅳ . ①R473.75-62

中国版本图书馆 CIP 数据核字（2016）第 203408 号

人卫社官网	www.pmph.com	出版物查询，在线购书
人卫医学网	www.ipmph.com	医学考试辅导，医学数据库服务，医学教育资源，大众健康资讯

北京协和医院皮肤科护理工作指南

主　　编：余梦清
出版发行：人民卫生出版社（中继线 010-59780011）
地　　址：北京市朝阳区潘家园南里 19 号
邮　　编：100021
E - mail：pmph @ pmph.com
购书热线：010-59787592　010-59787584　010-65264830
印　　刷：三河市博文印刷有限公司
经　　销：新华书店
开　　本：710×1000　1/16　印张：9　插页：6
字　　数：166 千字
版　　次：2016 年 9 月第 1 版　2016 年 9 月第 1 版第 1 次印刷
标准书号：ISBN 978-7-117-23100-8/R · 23101
定　　价：42.00 元

打击盗版举报电话：010-59787491　E-mail：WQ @ pmph.com
（凡属印装质量问题请与本社市场营销中心联系退换）

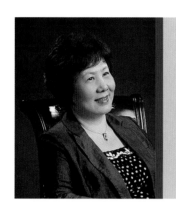

总主编简介

吴欣娟，女，主任护师／教授，研究生导师，国际红十字会第 43 届南丁格尔奖章获得者。现任北京协和医院护理部主任，北京协和医学院护理学院副院长；国家卫生标准委员会护理标准专业委员会副主任委员，中华护理学会副理事长、北京护理学会副理事长等职。同时担任《中华护理杂志》和《中国护理管理》杂志副主编。

主要研究领域为护理管理、临床护理。近 5 年以第一作者或通讯作者在核心期刊发表论文 38 篇，主编专业书籍 15 部，主持省部级等科研课题 7 项；并作为第一完成人有 3 项科研成果分别获 2013 年"第三届中华护理学会科技奖"一等奖、2012 年"中国医院协会科技创新奖"三等奖和 2009 年"中华护理学会科技奖"二等奖。

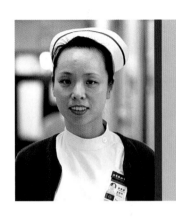

本册主编简介

　　余梦清，北京协和医院皮肤科病房护士长，本科学历，主管护师。从事皮肤科临床护理工作18年，积累了丰富的皮肤专科护理工作经验，尤其擅长皮肤科重症患者的护理，并在核心期刊发表相关文章，参与编写专科书籍4本，副主编1本，参与编写《百科全书》，获得实用新型发明专利一项。获得北京协和医院医疗成果奖一项和北京协和医院护理成果奖两项。

序

　　专科护理在疾病的预防、诊治和康复中发挥着不可替代的作用。特别是随着医学、护理学理论与研究的飞速发展，各专科护理领域不断涌现新观点、新技术、新方法，有力地推动着临床护理服务能力和服务质量的提升。

　　北京协和医院作为全国疑难重症诊治指导中心，一直以学科齐全、技术力量雄厚、专科特色突出、多学科综合优势强大等享誉海内外，护理工作也以严谨、规范、科学而著称。在长期的临床实践中，协和护理人坚持学习与思考相结合，探索与实践相结合，总结出大量宝贵的护理经验，专科护理水平居于全国前列，并成为首批国家临床重点专科临床护理专业建设项目医院。

　　为充分发挥国家临床重点专科建设项目医院的学科辐射作用，与全国同道共同分享心得、共同促进我国专科护理水平的提高，北京协和医院护理部组织医院临床一线的护理专家和护理骨干编写了《北京协和医院专科护理工作指南》丛书。本系列丛书涵盖了北京协和医院的特色护理专业，包括呼吸内科、消化内科、风湿免疫科、神经内科、内分泌科、基本外科、骨科、重症医学科、妇产科、皮肤科、急诊科、手术室等。并大胆突破以往专科类书籍的编写模式，紧密围绕以人为本的理念，在强调专科护理技术的同时，注重专科护理管理；在体现专科护理知识与理论的同时，贯穿协和现行的工作规范、管理要求，并结合实际病例，力求每一册书籍做到内容全面系统、实用先进，富有协和特点。我们期望，该丛书不仅能够方便广大读者阅读、理解与借鉴，成为业内同道的良师益友；而且能够展现我国当代专科护理的前沿水平，为加快我国专科护理事业发展的步伐作出应有的贡献。

　　本系列丛书在编写过程中参考了大量的相关文献，也得到了北京协和医院相关医疗专家的鼎力支持，在此表示衷心的感谢！各分册编写人员本着高度负责的态度，以协和"三基三严"的优良作风投入到这项工作中，但因时间仓促和水平有限，不当之处在所难免，欢迎各界同仁批评指正。

吴欣娟

2015 年 12 月于北京

护理专业发展至今，已经涌现出许多亚专业，如重症医学专科、伤口专科等，而皮肤科作为一个专业性极强的学科，真正符合专科发展的护理人员并不多。随着"整体护理"观念的深入，我们以"病人为中心"，开展优质护理服务，让患者从入院到出院得到专业的护理照顾，这些在我院已经得到极大的发展。北京协和医院作为全国疑难重症诊治指导中心，皮肤科也经常收治来自全国的疑难重症患者，本书作为北京协和医院护理工作指南丛书中的一本，旨在将协和的皮肤专科护理介绍给护理同仁。

本书共有五个章节，第一章介绍了北京协和医院皮肤科的概况、护理管理等内容，既与其他专科护理有共同之处，又有皮肤专科护理的特殊性；第二章介绍了常用的专科护理操作技术，专科性较强，充分体现了皮肤专科护理的专业性；第三章阐述了皮肤疾病常见症状的护理，是临床上皮肤科专科护士必须掌握的护理理论知识；第四章通过15个常见疾病详细介绍了具有协和特色的皮肤专科护理，并加入了"知识点"作为专科知识的延伸，在这15个疾病护理中，展现了协和护理的专业、敬业与人文关怀，即通过全面的护理评估来充分了解患者的病情、通过认真的病情观察以便及时发现患者病情变化、通过专业实用的健康宣教来促进患者的康复、通过细致周到的生活照顾以便满足患者一切需求。第五章以个案的形式对重症皮肤科患者的护理进行分析，与同道分享我们在危重患者护理方面的经验。

参与编写本书的人员都是来自临床一线，有着丰富的皮肤专科护理经验，即便如此，由于我们的学识所限，仍存在许多不足之处，望广大护理同仁能提出宝贵意见，在皮肤专科护理的道路上共同发展。

余梦清

2016 年 5 月

目 录

目
录

第一章　北京协和医院皮肤科护理管理

第一节　皮肤科概况

一、科室基本情况

北京协和医院皮肤科是我国最早的皮肤性病学科之一，成立于1924年，首任主任是 Dr. Chester. N. Frazier。新中国成立后一直由我国皮肤性病学奠基人之一、著名的皮肤性病学家、一级教授李洪迥担任科主任。经过近一个世纪几代人的不懈努力，皮肤性病学科队伍不断壮大，在医疗、教学、科研等方面取得了突出的成绩，为我国的皮肤病、性病学发展作出了突出贡献，在国内外享有较高声誉，深受广大患者信赖。

二、专科设置及特点

皮肤科一直秉承李洪迥主任的办科理念，以门诊为主，高峰时日综合门诊量接近2000人次；同时设置病床15张，收治来自全国各地的重症及疑难皮肤病患者。目前，皮肤科是设有普通门诊、性病门诊、皮肤激光美容治疗中心、保健与特需门诊、研究室、病房等的大型皮肤性病科室。

（余梦清）

第二节　皮肤科的科室管理

一、病房环境管理

皮肤科病房的环境设置是根据皮肤科患者的特点进行的，既有普通病房的基本要求，来满足所有患者的基本需求，也有不同于一般科室的环境设置特点，来满足皮肤科患者的特殊需求。

（一）一般要求

1. 病室保持空气新鲜，安静整洁，优雅美观。

2. 病室床单位无多余杂物，无悬挂衣物；桌面、窗帘保持清洁、无破损、无污迹；床号、门号按规定位置张贴。

3. 禁止随便张贴宣传画、广告画、告示、通知及便条等。

4. 各室内家具摆放整齐、固定、整洁无灰尘。

5. 护士站台面、水池及周围环境干净、整齐，无食物及私人用品。

6. 各抽屉、柜内物品按要求放置，干净、整齐。

7. 办公室干净、整齐，台布、窗帘无破损、无污迹。

8. 治疗室、药疗室、处置室、换药室及杂用室物品按要求放置，做到干净、整齐。

9. 配膳室水池中不要堆放饭盒、碗筷，工作人员的水杯及饭盒应放在碗柜中。

10. 护士休息室床褥叠放整齐，不放置白大衣，个人用物放在柜内。

11. 病房走廊清洁，不要放置多余物品。紧急通道及公共阳台不要堆放杂物。

12. 垃圾筐周围应保持干净，垃圾及时清理，避免外溢。

（二）特殊要求

1. 为避免患者交叉感染，病室有良好的通风条件，每日至少通风 2 次；每个床单位之间间隔至少 1.5 米以上，并尽量保持 2 人一间。

2. 为了保护患者隐私，每个床单位安装隔离帘，并配有专用移动屏风。

3. 皮肤科患者因疾病特点，一部分需要阳光一部分需要避光，所以确保部分病床阳光充足，部分病床避免日晒。

4. 为了给患者涂抹外用药提供方便，每个房间都安装镜子。

5. 为全身泛发皮损的患者特设了药浴室，可以进行全身和半身的药浴。为了给患者保暖，还设有各类烤灯和电暖气。

6. 为了更好地抢救危重患者，设立有单独抢救病室，配备必要的抢救设备。

二、病房仪器设备管理

（一）仪器设备管理

皮肤科病房的仪器所属分为租用器材处的和科室所有，包括常用仪器：甩表机、氦氖激光仪、紫外线灯、指氧仪、血糖仪等，抢救仪器包括：心电图机、心电监护仪、注射泵和小氧气瓶等。

为了各仪器的正常使用，特此制定了相应的管理制度。制度规定：各仪器的使用者为皮肤科病房工作人员，PM由器材处每年进行一次维护；日常清洁保养由使用者负责，并定期进行自检，发现异常即电话报修器材处。

皮肤科病房作为仪器的使用者在病房护士长的领导下组成小组：护理员负责清洁保养，每班护士清点数目，主管护士负责每周的自检工作，护士长负责督导、评价等工作。

（二）公共护理用具管理

为了满足皮肤科患者的常规护理需要，病房内配备了血压计、听诊器、体温计、简易呼吸器等。根据护理部的要求，每周由护理员进行彻底消毒，体温计每周用水温计检测温度误差，不合格者扔弃到指定地方，由护士长及时补充。所有工作记录在相关表格中，护士长负责督导、评价。

以上仪器设备能基本满足皮肤科患者的治疗和抢救。但由于我科经常收治皮肤疾病的重症患者，我科发明了专利产品——重症皮肤疾病恢复支架。该支架的管理、消毒、使用均按照公共护理用具的要求进行。

三、病房人员管理

北京协和医院皮肤科有科主任1人，副主任1人，门诊护士长1人，病房护士长1人。护士长除了由护理部领导外，还接受科主任的领导。病房与门诊的护士采取岗位轮转，接受护士长的领导。病房另配有由外包公司聘用的临时工作人员，包括：2名护理员、1名保洁员、0.5名配膳员，直接接受病房护士长的领导。

病房的全体护士都需持有护士执业证，要遵守医院的规章制度及护理部对护士的素质要求：包括仪容仪表、劳动纪律和言行规范等；全体护士为了适应各种岗位，需要定期轮转；在护理部的领导下，每年对通过考核的护士进行职称晋升评定；组织全体护士参加全院的考核、培训、学术活动等；制定科室的奖惩机制、绩效考核方案、在紧急状态下护理人力调配方案。

四、门诊环境管理

皮肤科门诊面积5000m²，环境舒适，布局合理，就诊流程便捷，保护患者隐私，让每一位患者及家属都能在整洁、宽敞、明亮、舒适、便捷的环境下咨询、挂号、交费、候诊。建筑格局符合医院感染管理要求，具体设置如下：

（一）皮肤激光美容中心

皮肤激光美容中心就诊环境独立、安静、温馨，设有专职护士分诊、配合操作，满足患者对皮肤美容的需要。目前皮肤激光美容中心拥有激光机14台：紫翠宝石激光机、双波长点阵激光治疗仪、泵脉冲染料激光、长脉宽紫翠宝石激光和半导体激光等多台激光仪器。其中紫翠宝石激光机对治疗太田痣、咖啡斑、老年斑、雀斑、错误文身等色素性疾病有明显效果。

（二）皮肤科性病中心

皮肤科性病中心诊区单独设立，并与皮肤科诊区有一定间隔距离，男女性病诊室、治疗室及激光治疗室分设。配有专科护士分诊、治疗、配合操作，专业技术员进行微生物检查。为保护患者隐私，不对外公开挂号。

（三）皮肤科治疗室

皮肤科治疗室可进行皮肤科传统诊疗项目如病损封闭治疗、半导体激光治疗、皮肤组织活检检查、皮肤斑贴试验、挤粟丘疹、疱病清创术和挤刮疣等多种诊疗项目。

（四）皮肤科黑光治疗室

皮肤科黑光治疗室拥有窄谱 UVA+B 治疗仪 2 台、UVA 治疗仪 1 台、真表皮分离仪 1 台，配有专业技术员进行操作，分别用于白癜风、银屑病、淋巴瘤患者的治疗。

（五）皮肤科病理室

皮肤科病理室拥有二人共览显微镜和医学成像系统，配有专业的技术员，可进行皮肤病理切片的阅读和学习，用于疑难病例的诊断、科室会诊和医师培训。

（六）皮肤科冷冻及 CO_2 激光室

皮肤科冷冻及 CO_2 激光室配有专业技术员，主要用于良性皮肤病的治疗，包括：疣（寻常疣、跖疣）、雀斑、色素痣、老年疣、汗孔角化症、睑黄瘤、疣状痣、结节性痤疮、结节性痒疹、疥疮结节、肥厚性扁平苔藓、色素沉着息肉综合征的皮肤黏膜表现以及皮肤疣赘等。

（七）真菌室

真菌室配有专业技术员进行皮肤及附属器如毛发、指甲等部位的真菌镜检和培养，用于患者体癣、头癣、甲癣等浅部真菌病或少见深部真菌，如孢子丝菌病等的诊断和疗效评估以及皮肤细菌，如金黄色葡萄球菌、链球菌等培养和寄生虫如疥虫、体虱、头虱等的显微镜检。

五、门诊仪器设备管理

1. 皮肤科门诊所有的仪器设备均由护士长统一进行管理，并办理相应的出入库手续。

2. 入库仪器登记，器材处有统一科室固定资产管理明细台账，内容包括：仪器的名称、编码、型号、数量、购买时间。

3. 使用前进行操作培训，制作操作流程，随机携带。

4. 各种仪器设备均定点放置、专人管理，使用后应立即放回固定的位置。

5. 科室设立设备检查组，负责每半年检查各种仪器设备的完好性，并及时反馈。

6. 每年医院对所有仪器设备对照固定资产清查一次，做 PM 检测。

7. 设备故障由设备维修专职人员进行维修，并做维修记录。

8. 设备日常使用应按操作流程正确执行，如发现异常及时报告护士长。因违规操作导致设备损坏，按规定处罚。

9. 医疗设备由于损坏、破旧不能修复需要报废的，应按规定在器材处管理系统"报废报损"中申请填写报废单，执行报废流程。

六、门诊人员管理

（一）皮科门诊护理人员现状

护士长 1 名，主管护师 5 名，护师 2 名，护理员 2 名，负责性病中心、分诊台、治疗室、皮肤激光美容中心、黑光治疗室的工作。护士长负责排班、全程督导、检查工作，及时完成由护理部和科主任及门诊部布置的各项工作。

（二）工作要求

门诊是医院的窗口，是对患者进行早期有效诊治的场所，也是确保医疗和护理质量的首要环节。相对于病房，门诊对护理人员的要求更具有特殊性，除了护理部对全院护理人员的统一要求外，还要做好如下工作：

1. 负责做好门诊全面管理工作。

2. 经常检查督促各室工作制度和工作职责，加强信息反馈，提高服务质量。

3. 做好门诊环境管理和秩序管理，达到环境整洁、舒适、安全、工作有序。

4. 经常深入各室调查了解各项工作落实情况，进行分析，发现问题及时解决。并及时汇报工作，提出改进工作措施。

5. 健全和落实好本部门各项规章制度。

6. 严守工作岗位，每日检查开诊情况。

7. 加强医德医风建设，做好门诊满意度调查，并进行分析改进工作措施，提高服务水平。

（余梦清　朱　芹）

第三节　皮肤科护理岗位及能级管理

一、病房岗位设置

皮肤科病房护理岗位设置是根据实际工作任务和护理部对分级病房能级护士配比要求而设定的。我院皮肤科病房是以收治疑难重病为主，床位数 15 张，护士 8 人（床：护士为 1 : 0.53），其中护士长 1 人，N3 护士 1 人，N2 护士 2 人，N1 护士 4 人；其他人员：护理员 2 人，保洁员 1 人，配膳员 0.5 人。

二、病房岗位职责

（一）护士长的岗位职责及任职条件（表1-1）

表1-1 护士长的岗位职责及任职条件

护士长职责概述
根据医院对护理工作要求，建立健全科室规章制度、人员岗位职责及工作流程，安排实施各项护理工作，协助医生完成诊断和治疗，提升患者护理安全，确保护理质量持续改进。

组织结构图

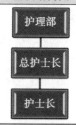

护士长具体工作职责

1. 在护理部、总护士长和科主任的领导下负责病房行政管理和护理业务工作。
2. 根据护理部和科室目标管理计划，认真组织落实，并做好检查和记录工作。
3. 负责本病房护理人员素质教育和思想教育，改进服务态度，密切医护配合，建设良好的护理团队。
4. 合理安排和检查病房护理工作，参与并指导危重症患者的护理及抢救工作。
5. 督促护理人员严格执行各项规章制度和操作规程，严防差错事故的发生。
6. 定期参加科主任和主治医师查房，参加科内会诊、疑难病例、死亡病例的讨论。
7. 落实护理人员业务学习及技术训练、组织护理查房，积极开展护理科研工作。
8. 指导教学老师做好病房各类人员的临床教学工作。定期检查带教情况。
9. 定期督促检查药品、一次性物品、仪器设备、护理用具和被服的请领及保管。
10. 监督配膳员、保洁员、保安的工作质量，及时与相关部门沟通。
11. 定期召开患者座谈会，落实健康教育工作，认真听取患者的意见，不断改进病室管理工作。
12. 负责本病房防火、防盗等安全工作，严格执行安全保卫和消防措施。
13. 按时完成护士长质量考核及护士长月报表，按时上交护理部。

护士长任职条件	
教育水平及工作经验	大专以上学历，护师以上职称，6年以上临床护理工作经验
专业背景	护理专业
资格证书	护士执业资格证书
培训经历	管理培训、法律知识学习、人际沟通培训、专业业务培训
外语水平	外语达到中级水平
计算机水平	熟练使用办公室软件系统
其他能力	具有良好的人际沟通及协调能力，具有一定的教学科研能力

（二）责任护士岗位职责及任职条件

1. N3护士（表1-2）

表1-2　N3护士岗位职责及任职条件

职责概述
在护士长领导下，独立完成危重症患者的责任制护理，配合医生抢救、指导下级护士工作，参与病房质量、教学管理和护理科研工作。

部门组织结构图

```
                    护理部
                      │
                    总护士长
                      │
                     护士长
      ┌──────┬──────┬──┴──┬──────┬──────┐
   主管护士  N4护士  N3护士  N2护士  N1护士  护理员
```

具体工作职责

1. 承担危重症患者的护理，包括评估患者、实施护理措施和评价护理效果。

2. 按要求做好病情观察及危重症护理记录。

3. 承担急、危重症患者抢救及配合。

4. 提供患者及家属健康指导。

5. 协助护士长进行病房质量检查。

6. 协助教学老师组织临床教学与考核。

7. 开展护理科研项目研究工作。

8. 指导下级护士工作。

工作联系		
主要联系对象（科室或单位）		联系主要内容
与医院内部各科室	护理部	请示报告及沟通
	医务处	请示报告及沟通
	医技科室	患者检查化验
	药剂科	药品请领及沟通
	住院处	患者出入院沟通
	保卫处	病室及患者安全
	科研处	科研联系
与医院外部单位	护理学院	临床护理教学沟通
	护理学会	业务联系

续表

任职条件	
教育水平及工作经验	国家认可护理专业毕业,4 年及以上护师或 3 年及以下主管护师,从事临床护理工作 6 年及以上
专业背景	护理专业
资格证书	护士执业资格证书
培训经历	继续教育学分 25 分,且 I 类学分 10 分,II 类学分 15 分;临床教学和科研培训,参与专业学术交流、专业培训或资格认证
外语水平	中级以上水平
计算机水平	熟练掌握常用计算机办公系统
其他能力	业务工作能力、沟通与协作能力、护理质量管理、临床护理教学及科研能力

备注

2. N2 护士(表 1-3)

表 1-3　N2 护士岗位职责及任职条件

职责概述
在护士长领导下,独立完成相对较重患者的责任制护理,参与病房临床护理带教工作,保障患者安全,促进患者康复。

部门组织结构图

护理部 → 总护士长 → 护士长 → 主管护士 | N4护士 | N3护士 | N2护士 | N1护士 | 护理员

具体工作职责
1. 按照护理工作流程、标准、技术规范完成患者特殊专科护理工作。
2. 承担较重患者的护理，包括评估患者、实施护理措施和评价护理效果。
3. 按要求做好病情观察及护理记录。
4. 承担急、危重症患者抢救及配合。
5. 提供患者及家属健康指导。
6. 参与患者及病房管理。
7. 参与护生的临床带教工作。

工作联系		
主要联系对象（科室或单位）		联系主要内容
与医院内部各科室	护理部	请示报告及沟通
	医务处	请示报告及沟通
	医技科室	患者检查化验
	药剂科	药品请领及沟通
	住院处	患者出入院沟通
	保卫处	病室及患者安全
与医院外部单位	护理学院	临床护理教学沟通

任职条件	
教育水平及工作经验	国家认可护理专业毕业，4年及以上护士或3年及以下护师
专业背景	护理专业
资格证书	护士执业资格证书
培训经历	参加护理业务培训，完成继续教育学分25分，且护师Ⅰ类学分10分，Ⅱ类学分15分；参与专业学术交流、专科培训
外语水平	初级以上水平
计算机水平	熟练掌握常用计算机办公系统
其他能力	业务工作能力、沟通与协作能力、突发事件应急能力、健康教育能力、临床护理教学能力

备注

第一章　北京协和医院皮肤科护理管理

3. N1 护士（表 1-4）

表 1-4　N1 护士岗位职责及任职条件

职责概述		
在护士长领导下能够独立完成病情较轻患者的责任制护理,保障患者安全,促进患者康复。		

部门组织结构图

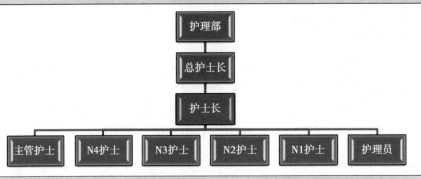

具体工作职责

1. 按照护理工作流程、标准、技术规范完成患者专科护理工作。

2. 承担轻患者的护理,包括评估患者、实施护理措施和评价护理效果。

3. 按要求做好病情观察及护理记录。

4. 参与重症患者护理配合。

5. 提供患者及家属健康指导。

6. 参与患者及病房管理。

工作联系		
主要联系对象（科室或单位）		联系主要内容
与医院内部各科室	护理部	请示报告及沟通
	医务处	请示报告及沟通
	医技科室	患者检查化验
	药剂科	药品请领及沟通
	住院处	患者出入院沟通
	保卫处	病室及患者安全
与医院外部单位	很少	很少

任职条件	
教育水平及工作经验	国家认可护理专业毕业,3 年以下护士
专业背景	护理专业
资格证书	护士执业资格证书
培训经历	院内护理业务培训,完成继续教育学分 25 分

外语水平	初级以上水平
计算机水平	可操作计算机常用办公系统
其他能力	业务工作能力、沟通与协作能力、突发事件应急能力、健康教育能力
备注	

（三）护理员职责及任职条件（表 1-5）

表 1-5　护理员职责及任职条件

职责概述

在护士长和护士领导下，完成病情较轻患者的生活护理，参与病房清洁卫生和消毒隔离工作。

部门组织结构图

具体工作职责

1. 在护士长领导下和护士指导下工作。

2. 承担患者生活护理和部分简单的基础护理工作。

3. 经常巡视病室，及时应红灯，协助生活不能自理的患者饭前洗手、进食、起床活动及收送便器。负责为患者增加开水。

4. 做好患者入院前的准备工作和出院后单位的整理、终末消毒工作。负责被服的管理与清点。

5. 负责患者单位、办公室、杂用室、库房、值班室清洁整齐工作，病室定时开窗通风，保证空气新鲜。

6. 负责每日更换污物袋，清洁患者桌椅、屏风、窗台等，定时清洗消毒公共用品。

续表

7. 负责维持探视秩序，请探视者按时离开病室。

8. 完成每日临时工作和每周特殊工作。

工作联系		
主要联系对象（科室或单位）		联系主要内容
与医院内部各科室	护理部	培训、办理护士长及护士交办事宜
	行政后勤	办理护士长及护士交办事宜
	医技科室	协助患者完成检查化验
与医院外部单位	很少	很少

任职条件	
教育水平及工作经验	初中及以上教育，照护患者工作经验
专业背景	护理员岗位培训
资格证书	护理员培训证书
培训经历	生活护理、消毒卫生技术、人际沟通
外语水平	无
计算机水平	无
其他能力	工作能力、沟通能力、突发事件处理能力

备注

三、病房能级管理

（一）能级使用

根据护理部的指导意见和皮肤科病房现有护士的实际情况，综合考虑护士的"工作能力"、"业务职称"、"工作年限"和"学历水平"，划分为三层使用（N1～N3），其中以"工作能力"作为分层的首要指标，其次为"业务职称"（表1-6）。特殊情况下可从低一层人员中选拔优秀者承担高一层工作。对于能力、水平、责任心达不到本层次的人员，可降低层次。

表 1-6　病房能级构成及工作内容

	人员构成	工作内容
N1	护士、低年资护师	主要负责一般皮肤科患者的护理，例如轻度患者的发药、输液，以及涂抹外用药、浸浴疗法等专科操作，并在 N2 护士指导下进行皮肤科重度患者的护理等。
N2	高年资护师、主管护师	主要负责皮肤科病情较复杂患者的护理，例如输液、雾化等常规操作，以及冷湿敷、封包等专科操作，并指导 N1 护士的工作。
N3	主管护师、专科护士	主要负责皮肤科病情较重的患者的护理，例如危重症、疑难病例的护理与指导，以及抽吸疱液、冲洗眼睛、清创换药等专科操作；负责病房的感染监控，协助护士长进行病房护理质量检查与考核，并可负责本病房科研工作的组织管理。

（二）责任护士培训

责任护士的培训在护理部所设立的教学管理组 - 大科教学管理组 - 临床教学老师三级教学组织管理体系下进行。各级护理人员培训重点：①N1 护士培训重点：基本理论、基本知识、基本技能及工作流程和制度等；②N2 护士培训重点：专科护理、护理新进展、重症护理及教学管理等；③N3 护士培训重点：个案护理、循证护理及质量改进等；④N4 护士培训重点：疑难重症护理、管理、教学、科研等。

各层级责任护士要参加护理部、各大科组织的分层继续教育课程，每年参加四次的季度理论考试和操作考试。N1 第 1 年护士参加护理部组织的新护士培训，为期 1 年，考核合格授予学分，其出勤率、考试成绩与转正定级挂钩。N2 及以上护理人员经科室推荐，护理部审核通过后可参加专科护士认证培训。N3 及以上护理人员每年可参加院外一次学术会议，并可获得医院及护理部的经费支持。

四、门诊岗位设置及职责

皮肤科门诊护理岗位分为：护理管理岗位、临床护理岗位、护理辅助岗位。

（一）门诊护士长职责

1. 在护理部，总护士长和门诊部主任的带领下，负责本科室行政管理和护理工作。

2. 认真组织落实护理部和科室的护理目标管理计划并做好记录统计工作。

3. 监督检查各岗位职责、各项规章制度的落实情况，严防差错事故。

4. 负责管理监督护理人员的服务态度，随时调节医院护患矛盾，有问题及时向相关部门请示报告。

5. 做好与门诊医生的沟通，协调配合保障门诊工作的顺利进行。

6. 组织护理人员业务学习及技术培训，积极开展护理科研工作。

7. 负责计划、组织候诊患者的健康宣教。

8. 负责抢救物品、药品和仪器的管理，设专人定期检查，使之保持完好状态。

9. 监督传染病疫情的报告制度，检查落实消毒隔离制度，预防交叉感染。

10. 负责家具、被服、物品的管理、请领、验收及维修工作。

11. 严格执行安全保卫和消防措施，负责本科防火防盗及漏电防范工作。

12. 按时完成护士长检查考核本和护士长月报表，按时上交护理部。

（二）皮肤科分诊台护士职责

1. 在科主任及护士长的领导下工作。

2. 提前 10～15 分钟上岗，遵守劳动纪律，不擅自离岗。着装整齐，仪表端庄，佩戴胸牌。

3. 做好分诊工作，面带微笑、文明服务，认真对待患者的各种咨询。病情较重者，主动给予关照并负责安排就诊。

4. 做好患者健康宣教工作，保证就诊环境的安静有序。

5. 做好诊室及物品的消毒工作，防止交叉感染。

6. 负责患者的特殊化验结果查找，给予适当解释和指导。

7. 协助患者查找大病历。

8. 做好各部门的医患调解工作。

9. 随时巡视诊室，及时解决就诊中发生的矛盾，维持诊室秩序。

（三）皮肤激光中心护士岗位职责

为保证激光中心工作的顺利进行，使护理工作更加规范化。护士应做到以下几点：

1. 为患者营造舒适的就医环境，做好分诊及诊前的各项准备工作及宣教工作。

2. 诊室及激光治疗室的布局要合理，物品摆放要有序。

3. 各种物品及时请领，各项工作有序进行。

4. 具有良好的沟通和协调能力，有服务意识。对患者和蔼耐心，避免投诉和纠纷。

5. 加强激光中心患者的病案管理和患者治疗前后的照片管理。

6. 做好医护配合工作，保障医疗护理安全。

7. 做好仪器设备的维护，保证医疗工作的正常运转。

8. 提高业务水平，积极参加业务培训。

9. 加强劳动纪律，严格履行医院的各种规章制度。

（四）皮肤科门诊治疗室护士职责

1. 在科主任和护士长的领导下工作。

2. 以患者为中心，热情为患者服务。

3. 做好准备工作

（1）每日用消毒液分别擦拭地面、桌面、急救车、治疗车及物品表面。保持环境整洁，分类管理各种垃圾。

（2）每日检查无菌物品的数量、质量、有效期，保持固定基数和位置，按照消毒时间排序。无菌棉块及安尔碘使用后要注明开启日期，定时更换，锐器桶定时更换。

（3）定期检查急救车，使各种物品处于备用状态。开放状态每日清点。封闭后贴红色标签，注明日期并签全名。

（4）定期清点物品，本着增收节支的原则，有计划地请领一次性物品、药品及敷料等物品。

4. 做好护理工作

（1）治疗前戴好帽子口罩，消毒双手，热情耐心地做好相关治疗和解释工作。严格三查八对制度，严格无菌制度，掌握配伍禁忌、各种抢救技术和基础护理规范技能。按照医嘱合理给药，工作中做到迅速、准确，既减少患者等待时间，又防止差错发生。

（2）抽血做到一人一巾一带。

（3）所有操作结束后签字、记录。

（五）皮肤科性病门诊护士职责

1. 在科主任和门诊护士长的带领卜进行工作。

2. 提前 30 分钟发号分诊，坚守岗位，不擅自离岗。

3. 着装整齐、文明服务，注意保护患者隐私。

4. 做好患者的健康宣教工作，保证就诊环境的安静有序。

5. 关爱患者，做好治疗前的解释工作，戴好帽子口罩，严格无菌操作。

6. 负责性病治疗室各项消毒工作和物品清洁。定期做好空气培养及细菌培养的检测，预防交叉感染。

7. 负责保管所需药品及仪器。

8. 负责患者化验结果的查找，给予适当解释。

9. 协助医生和研究生完成性病门诊的科研工作。

（六）护理员职责

1. 早 7:30 准时到岗，衣帽整齐，佩戴胸卡。

2. 整理各诊室病历，维持诊室秩序。

3. 分诊、巡诊，维持诊室秩序，解决就诊中发生的矛盾。

4. 协助护士送病历到诊室并摆放整齐，就诊完毕后及时收回病历。

5. 整理摆齐诊桌物品，清点血压计。

6. 每周二、四更换诊室床单，整理诊桌。填充用物及各项化验单、洗手液。

7. 诊室定时开窗通风，保持空气新鲜。

8. 完成每日临时工作和每周特殊工作。

（余梦清　朱　芹）

第四节　皮肤科专科工作制度

一、皮肤科的分级护理制度

确定患者的护理级别，应当以患者病情和生活自理能力为依据，根据患者的情况变化进行动态调整。

（一）特级护理

1. 病情依据

（1）病情危重，随时可能发生病情变化需要进行抢救的患者；

（2）重症监护患者；

（3）皮肤大面积糜烂溃疡的患者；

（4）使用呼吸机辅助呼吸，并需要严密监护病情的患者。

2. 护理要求

（1）严密观察患者病情变化，监测生命体征，准确测量并记录出入量。

（2）根据医嘱正确执行各项治疗及用药，配合医生实施各项急救措施。

（3）做好专科护理，如清创换药、预防压疮等及各种并发症的预防。

（4）关注患者安全，根据患者具体情况采取相应预防措施。

（5）根据患者病情，完成基础护理（六洁到位：口腔、头发、手足、皮肤、会阴、床单位）；协助非禁食患者进食/水或注入鼻饲饮食；协助卧床患者翻身及叩背促进有效咳嗽、床上移动等，保持患者功能体位及卧位舒适。

（6）了解患者的心理需求，有针对性地开展心理指导及专科疾病知识的宣教、皮损的护理与自我护理等健康指导。

（7）严格执行危重患者床旁交接班。

（8）履行告知义务，尊重患者知情权。

（9）定时通风，保持病室空气清新及环境整洁。

（二）一级护理

1. 病情依据

（1）病情趋于稳定的重症患者；

（2）因皮损严重需要严格卧床的患者；

（3）生活完全不能自理且病情相对稳定的患者；

（4）生活部分自理，病情随时可能发生变化的患者。

2. 护理要求

（1）每小时巡视，观察患者病情变化。

（2）根据患者病情需要，定时测量生命体征。

（3）根据医嘱正确执行各项治疗及用药。

（4）提供专科护理，如清创换药、预防压疮等及各种并发症的预防。

（5）关注患者安全，根据患者具体情况采取相应的预防措施。

（6）根据患者病情及生活自理能力，实施基础护理（六洁到位：口腔、头发、手足、皮肤、会阴、床单位）；协助患者进餐、协助卧床患者翻身及叩背促进有效咳嗽、床上移动等。

（7）提供专科疾病知识的宣教、皮损的护理与自我护理等健康指导。

（8）定时通风，保持病室空气清新及环境整洁。

（三）二级护理

1. 病情依据

（1）病情稳定，因皮损未完全愈合限制活动仍需卧床的患者；

（2）年老体弱、行动不便、生活部分自理的患者；

（3）因发热、皮损处于急性期的患者。

2. 护理要求

（1）每2小时巡视，观察患者病情变化。

（2）根据患者病情需要，测量生命体征。

（3）根据医嘱正确执行各项治疗及用药。

（4）根据患者病情需要，提供专科护理，如换药、涂药等。

（5）指导患者采取措施预防跌倒／摔伤。

（6）协助生活部分自理患者做好基础护理（六洁到位：口腔、头发、手足、皮肤、会阴、床单位）；协助患者进餐、协助卧床患者翻身及叩背促进有效咳嗽、床上移动等。

（7）提供专科疾病知识的宣教、皮损的护理与自我护理等健康指导。

（8）定时通风，保持病室空气清新及环境整洁。

（四）三级护理

1. 病情依据

生活完全自理且皮损处于恢复期的患者。

2. 护理要求

（1）每3小时巡视，观察患者病情变化。

（2）根据患者病情需要，测量生命体征。

（3）根据医嘱正确执行治疗及用药。

（4）指导患者采取措施预防跌倒/摔伤。

（5）提供专科疾病知识的宣教、皮损的护理与自我护理等健康指导。

（6）定时通风，保持病室空气清新及环境整洁。

（余梦清）

二、皮肤科的交接班制度

（一）交班要求

1. 值班护士必须坚守岗位，履行职责，保证各项护理工作准确及时地进行。

2. 交班前值班护士应完成本班的各项工作，写好病室报告、护理记录和交班记录，处理好用过的物品。白班应为夜班做好物品准备，如抢救药品及抢救物品、呼吸机、麻醉机、氧气、吸引器、注射器、无菌物品、常备器械、被服等，方便夜班工作。

3. 每班必须按时交接班。接班护士提前 5～10 分钟到病房，了解所管患者病情，在接班时重点掌握所管患者的病情变化及治疗。

4. 在接班护士未逐项交接清楚之前，交班护士不得离开岗位。交班中发现患者病情、治疗、护理及物品药品等不相符时，应立即查问。接班时发现问题，应由交班护士负责。

5. 交接班护士共同巡视、检查病房清洁、整齐、安静、安全的情况。

6. 早交班结束时护士长应对交接班内容、工作情况进行综合评价，评价前一日护理措施的效果，提出当日护理工作重点及注意事项；针对交接班中发现的问题，提出改进措施，达到持续改进的目的。护士长不定期就交班内容进行提问。

7. 医护共同早交班时间原则上不超过 20 分钟。如需传达会议或小讲课，也应在上午 8：30 之前完成。

（二）交接班内容

1. 患者概况　当日住院患者总数，出院（转科、转院）、入院（转入）、病危、病重、死亡人数。

2. 重点病情

（1）新患者的姓名、年龄、入院时间、原因、诊断、阳性症状体征。

（2）危重症患者的生命体征、病情变化，与护理相关的异常指标、特殊用药情况、管路及皮肤状况。

（3）死亡患者的抢救经过、死亡时间。

3. 特殊检查、治疗　交代清楚已完成特殊检查、治疗后患者的病情；当日准备进行特殊检查、治疗患者的姓名、检查或治疗名称及准备情况。

4. 护理要点　针对患者的主要问题，交代清楚观察重点及实施治疗、护理的效果。

5. 物品清点　交班护士与接班护士当面清点必查药品和物品，如贵重药、急救药和仪器设备等。若数量不符应及时与交班护士核对。

6. 床旁交接班　查看新来患者、危重、抢救、昏迷患者的意识、生命体征、输液、皮肤、各种管路、特殊治疗及专科护理的执行情况。

三、皮肤科的排班原则

1. 满足患者需要，兼顾护士意愿，均衡各班工作量，配备不同数量的护士。

2. 保证护理质量，适当搭配不同层次护理人员，最大限度地发挥不同年资、不同职称护理人员的作用。

3. 公平公正，保证护理人员休息。在满足临床护理工作的基础上，尽量满足护理人员的学习时间及特殊要求。

4. 节约人力，排班具有弹性，紧急情况时适当调整。

四、皮肤科的查对制度

（一）医嘱查对

1. 处理长期医嘱或临时医嘱时要记录处理时间，签全名，若有疑问必须问清后方可执行。

2. 每班护士对当日新停医嘱要认真查对，及时更改已打印的执行单。每周大核对医嘱一次，在医嘱核对本上记录核对情况并签字，如有问题及时纠正。

3. 在抢救时或手术中执行口头医嘱时，护士应复述一遍，得到医生确认后方可执行，并暂保留用过的空安瓿。

（二）给药查对

1. 给药前必须严格三查八对

（1）三查：用药前查、用药中查、用药后查。

（2）八对：对姓名、床号、药名、剂量、浓度、用药时间、用法及药品有效期。

2. 清点药品时和使用药品前要检查药品质量、有无变质、混浊、沉淀、絮状物等，检查标签、有效期和批号，如不符合要求不得使用。

3. 摆药后必须经第二人核对方可执行。

4. 对易导致过敏的药，给药前需询问患者有无过敏史；使用毒、麻、限、剧药时，要经过反复核对；静脉用药要注意有无变质、瓶口松动、裂缝。同时使用多种药物时,要注意配伍禁忌。

(三)输血安全制度

1. 确定输血后,持输血申请单和贴好标签的试管,严格核对患者姓名、性别、病案号,采集血样。

2. 由外勤人员将患者血样与输血申请单送交输血科,双方进行逐项核对。

3. 血液送至病房后,护士与送血人员进行正确核对:

(1)持输血记录单与病历或诊断牌核对患者姓名、病案号,确认输血患者。

(2)输血记录单与血袋标签逐项核对,包括科室、患者姓名、病案号、血型(包括 Rh 因子)、血液成分、有无凝集反应;献血者编码、血型(包括 Rh 因子)、储血号及血液有效期,确认输血记录单和血袋标签上的血型(包括 Rh 因子)、储血号一致。

(3)检查血袋有无破损及渗漏、血袋内血液有无溶血及凝块。

(4)检查、核对无误后,双方在输血记录单上签字。

4. 输血前核对 必须由操作护士和核对者双人持患者病历、输血记录单、血袋共同核对患者姓名、病案号、血型(包括 Rh 因子)、献血者血型、储血号、血液成分、产品编码、血量、有无凝集反应及血液有效期。让患者自述姓名及血型(包括 Rh 因子),核对无误后操作护士和核对者同时在血库下发的"输血记录单"上签字。

5. 输血应遵守《临床输血技术规范》,严格执行无菌操作技术,使用标准输血器进行输血。

6. 输血前将血袋内的成分轻轻混匀,避免剧烈震荡。血液内不得加入药物,如需稀释只能用静脉注射生理盐水。

7. 使用输血器时,输血前后应用无菌生理盐水冲洗输血管道;连续输入不同供血者的血液时,应在前一袋血输尽后,用无菌生理盐水冲洗输血器,再接下一袋血继续输注。

8. 输血时应先慢后快,根据病情和年龄调整输注速度,检查穿刺部位有无血肿或渗血,并严密观察有无输血反应。

9. 血液输完后,空血袋在常温下保留 24 小时。交叉配血报告单粘贴在病历中。

10. 血液送达病房后应及时输注,1 个单位的全血或成分血应在四小时之内输完,不得自行贮血。

11. 如发生输血反应,应按照"患者发生输(液)血反应时的应急程序"进行相应处理。

五、皮肤科的患者身份识别腕带管理制度

1. 住院处在办理患者入院手续时，为患者打印身份识别腕带，告知患者与病历首页及入院须知一并保存好，由患者交给病房护士。

2. 身份识别腕带信息包括患者姓名、条码、病历号、性别、出生日期、入院日期。

3. 病房护士接待新患者时，核对腕带上打印的信息与患者本人身份准确无误后佩戴，一般戴在患者的右手腕部。对药物过敏的患者应在腕带上粘贴药物过敏标识。对腕带过敏者要随身携带，便于医护人员核对信息。

4. 医护人员应充分告知患者佩戴腕带的重要性及注意事项，保证腕带的完好。

5. 住院患者必须佩戴身份识别腕带，若遇到患者身份识别腕带丢失、条码不能正常扫描、严重损坏等情况，病房护士提出"补打腕带"申请，护士长审核并确认，同时通过网络通知住院处，住院处接到补打腕带网络申请后给予补打，并将补打名单打印保存。

6. 在为患者进行给药、输血或血制品、发放特殊饮食、治疗、护理、检查、标本采集及科室转运前，必须认真核对患者身份，应至少同时使用两种患者身份识别方法，如姓名、年龄、床号、性别、病案号等，禁止仅以房间号或床号作为识别的依据。

7. 在核对患者姓名时，请患者自己说出姓名，主动邀请患者参与安全。当遇到产妇、儿童、意识障碍、语言交流障碍、镇静期间的患者，护理人员无法与患者进行有效身份确认的时候，请家属陈述患者姓名，或核对腕带上的病案号，确保核对正确。

8. 患者出院时，病房护士为患者安全剪断腕带，按生活垃圾处理。

六、皮肤科的执行医嘱制度

1. 医嘱由主管护士及时接收，打印在临时医嘱执行单及长期医嘱执行单上。

2. 执行医嘱前必须认真阅读医嘱内容、核对患者信息。

3. 执行医嘱时必须经第二人认真核对，正确执行医嘱。

4. 长期医嘱执行后在长期医嘱执行单上打"√"，签字并记录执行时间。长期医嘱执行单包括：长期输液执行单、长期注射执行单、长期口服药执行单和长期处置治疗执行单。

5. 临时医嘱执行后在临时医嘱执行单上签字并记录执行时间。

6. 如遇护士单独值班，请医生核对签字。

7. 对于皮试医嘱，护士在临时医嘱执行单上双签字，证明双人核对后执行并对皮试结果进行双人判读。

8. 当医生对某条医嘱执行时间有临时性的特殊要求时，请医生在已经打印的医嘱执行单相应医嘱条目处注明执行时间并签字，护士执行医生新下达的医嘱时间。

9. 护士将出院带药交给患者时，要认真核对医嘱执行单发放并签字。

10. 凡需下一班执行的临时医嘱，要认真交班，并在交班本上注明。

11. 护士遵照医嘱对患者进行治疗和给药等，一般情况下不执行口头医嘱，抢救中除外。严禁执行电话医嘱。在执行口头医嘱时，护士应向医生复述医嘱内容，取得确认后方可执行。执行后要保留空安瓿，待医嘱补齐后再次核对。

12. 护士要正确执行医嘱，不得随意修改医嘱或无故不执行医嘱。当发现医嘱有疑问时，护士应及时向医生反馈，核实后方可执行。当医生拒绝核实有疑问的医嘱时，护士有责任向上级医生或科主任报告。

七、皮肤科的抢救药品、物品管理制度

1. 抢救车清洁、规范、整齐，放置于固定位置。

2. 抢救仪器由主管护士管理，定期保养，每周清洁、检查并有记录。

3. 所有药品及一次性使用医疗用品无过期。

4. 抢救药品、物品由主管护士请领、保养及保管，每周检查并记录，护士长督查。

5. 抢救药品应在抢救车内定量、定位放置，保证基数，标签清晰，无过期。

6. 抢救物品如舌钳、开口器等需高压灭菌后备用。

7. 抢救药品及物品用后及时补充，便于紧急时使用。

8. 设有专用清点本，每日清点抢救药品和抢救物品数量、有效期及包装完好性，并登记签字。

9. 抢救车只能用于抢救使用，不能用于物品周转车使用。

10. 封闭管理的抢救车按照《抢救车封闭管理规定》进行清点签字。

11. 护士长定期检查抢救药品和物品并记录。

八、皮肤科病房管理制度

1. 病房在科主任领导下，护士长负责管理，并与主治医生密切协作。

2. 保持病房整洁、舒适、安全，避免噪声，工作人员做到走路轻、关门轻、说话轻、操作轻。

3.统一病房陈设,室内物品和床位要摆放整齐,固定位置。

4.护理人员必须按要求着装,佩戴名牌上岗。

5.患者必须穿医院病号服,备必要的生活用品。多余物品尽量不放在病房内,保持整齐。

6.患者被服、用具按需发放使用,出院时清点回收。

7.定期对患者进行健康宣教,定期召开休养员会。个别走访患者及家属,征求意见或调查满意度并有记录,持续改进病房护理工作。

8.严格管理陪伴、探视人员。禁止闲散人员进入病区,保障病区安全。

9.病房作息时间为6:00开灯,中午12:00~14:00午休,夏季22:00熄灯,冬季21:00熄灯。

10.护士长协助科主任做好病房财产和仪器设备的保管,指派专人管理,建立账目,定期清点,如有遗失及时查明原因,按规定处理。精密贵重仪器要有使用要求,不得随意变动。

九、皮肤科的病房安全制度

1.病室通道要通畅,禁止堆放各种物品、仪器设备等,保证患者通行安全。

2.各种物品、仪器、设备固定放置,便于清点、查找及检查。

3.病房内一律禁止吸烟,禁止使用电炉、蜡烛及点燃明火,使用微波炉时人员不能离开。

4.病房应按要求配备必要的消防设施及设备。消防设施完好、齐全,上无杂物。防火通道应畅通,不堆、堵杂物。

5.加强对陪住和探视人员的安全教育及管理。

6.告知患者贵重物品自己妥善保管。

7.严格控制探视时间,探视结束及时请探视人员离开病区。

8.加强巡视,如发现可疑人员,及时通知保卫处。

9.护士长每年定期组织病房全体工作人员进行消防培训和演练,并记录在案。

十、皮肤科的探视陪伴制度

(一)探视制度

1.病房探视时间为每天15:00~19:00,探视时间内每床每次探视家属不超过两位,如家属多,可轮流探视。如有特殊危重患者,所住病房限制探视人数,探视人员须服从医护人员及保安管理。

2.医生查房及治疗时间为上午8:00~11:00,无特殊情况不接待探视,如需办理出入院手续或其他事情,家属接到通知后可以有一人进入病房。

3．为防止交叉感染，患有感冒、发热等情况的家属及学龄前儿童不得进入病房探视。

（二）陪伴制度

1．为促进患者早日康复，使医疗护理工作有秩序的进行，减少院内交叉感染，要尽可能减少陪伴。

2．凡患者病情需要陪伴的，需经病房主管医生及护士长共同协商同意，发给陪伴证（盖章有效）方可陪伴。病情稳定后，停止陪伴同时收回陪伴证。

3．陪伴条件

（1）各种疾病导致多脏器损害，病情严重者或病情有可能突然变化，发生严重并发症者。

（2）高龄、行动不便的患者或年幼无行为能力的患儿，生活不能自理者。

（3）语言沟通障碍、失明及失聪者，有精神障碍及自杀倾向者。

（4）医生认为需要家属陪伴的特殊情况。

4．陪伴人员须遵守下列规定

（1）与医护人员密切配合，加强与患者沟通，共同促进患者早日康复。

（2）自觉遵守医院各项规章制度，不随地吐痰，不在病室或楼道内吸烟，不串病房，不在病房里洗澡、洗头、洗衣服和蒸煮食物，不得自带行军床、躺椅等。保持病房安静和清洁卫生。

（3）节约水电，爱护公物，损坏公物须照价赔偿。

（4）陪伴人员不能随意调节患者使用的各种医疗仪器和设备，不得翻阅患者医疗护理文件，不得私自将患者带出院外。

（5）陪伴只限1人，尽量安排同性别家属陪住。

（6）有事离开患者时，必须通知医护人员。

（7）如患者有不适及时呼叫值班医护人员。

（8）陪伴人员如违反院规或影响医院治安，经说服教育无效者，可停止其陪伴，并与有关部门联系处理。

十一、皮肤科的消毒隔离制度

1．护理人员进行无菌操作必须严格执行无菌操作规程。操作前洗手、戴好帽子及口罩。

2．保持治疗室清洁。

3．病室基本消毒隔离措施

（1）病室各房间应每日定时通风。晨晚间护理用湿扫床套扫床，一床一套；每日擦小桌，一桌一布；小桌布使用后送洗衣房集中清洗消毒。

（2）每周至少更换 1 次被服，更换病服 2 次，并根据情况随时更换。脏被服应放在污衣桶内，禁止放在地面、楼道的扶手上等。

（3）对转科、出院及死亡患者的床单位物体表面进行清洁消毒。

（4）需床旁隔离的患者床单位表面应最后消毒，并单独浸泡消毒小桌布，或使用一次性消毒湿巾。

4．公共护理用具消毒

（1）采集血标本时，实行一人一针、一巾、一止血带、一持针器，用过的止血带和持针器用 500mg/L 含氯消毒液浸泡消毒 30 分钟后清洗干净，晾干备用。

（2）体温表（腋下）一人一支。专用盒保存浸泡体温表：白色——"已消毒体温表"、黄色——"未消毒体温表"、蓝色——"浸泡体温表"。使用后的体温表放在盛有 75% 酒精的蓝色盒中，浸泡半小时后捞出并擦拭干净，放于白色盒内备用。浸泡体温表的酒精每日更换，盒子每周用酒精擦拭清洁。专人负责体温表检测、校对并登记。

（3）血压计、听诊器、手电筒每周清洁消毒 1 次。血压计袖带若被污染应及时进行清洁处理，再使用 500mg/L 含氯消毒液浸泡消毒 30 分钟后清洗干净，晾干备用。听诊器、手电筒在清洁的基础上用 75% 酒精擦拭消毒。

（4）发放临时口服药时使用一次性口服药袋或药杯；服用水剂患者采取专人专用药杯。

（5）吸引连接管、引流袋、氧气湿化瓶为一次性使用，使用后丢入医疗垃圾内。

（6）呼吸气囊用后用 500mg/L 含氯消毒液擦拭消毒，球囊内有可疑污染时应拆开浸泡消毒 30 分钟后清洗干净，晾干备用。金属气管套管、牙垫、舌钳、开口器等应高压蒸气灭菌处理后备用。

（7）便器保持清洁，每天用 1000mg/L 含氯消毒液浸泡 30 分钟消毒处理。患者出院、转院或死亡进行终末消毒。

（8）公共餐具为一次性使用。

（9）可重复使用的各种医疗器械经初步处理，由消毒供应中心统一回收处理。

（10）墩布要有标记，按规定在不同区域内使用。用后消毒、洗净、悬挂晾干备用。

5．单位隔离措施

（1）隔离患者有条件时住单间或相对独立区域，床头张贴隔离标识。

（2）隔离单位须备一次性医用手套、速干手消毒剂，加强手卫生。

（3）隔离患者专人专用体温表、血压计、听诊器、止血带及持针器，不能专用的器具，用后用 500mg/L 含氯消毒液擦拭消毒。

（4）隔离患者使用一次性药杯、餐具和便器，使用后集中回收处理。

（5）对转出、出院或死亡的传染病患者进行床单位终末消毒。

6. 医用垃圾处理规定

（1）医用垃圾必须放置在黄色垃圾桶、袋内。

（2）废弃的注射器针头、输液（血）器针头、各种穿刺针、采血针、玻片、安瓿及带血的注射器等均放入锐器盒内。

（3）使用后的输液（血）器管道、注射器、尿袋、一次性引流袋、引流管、一次性吸痰管、手套、肛袋、敷料、绷带、棉球、棉棍、纱条、压舌板等，均放入黄色垃圾袋内统一回收处理。

（4）隔离的传染病患者或者疑似传染病患者产生的医疗废弃物，放入双层黄色垃圾袋后结扎开口处，袋外标注"隔离"二字，统一回收处理。

（5）使用呼吸机治疗时，气道湿化必须使用灭菌注射用水。

十二、皮肤科的紫外线消毒规范

1. 紫外线灯使用 220V 电压，适宜温度 20～40℃，环境相对湿度为 40%～60%，强度不得低于 70μW/cm²，紫外线灯的使用寿命为 1000 小时。

2. 进行物体表面消毒时，采用紫外线灯直接照射，离污染表面不超过 1 米，消毒有效区为灯管周围 1.5～2 米，消毒时间 20～30 分钟。

3. 进行空气消毒时，紫外线强度 >1.5W/m²，消毒时间 30～60 分钟。注意房间内保持清洁干燥，减少尘埃和水雾。

4. 紫外线灯使用过程中，应保持灯管表面清洁，每周用酒精棉擦拭 1 次，发现表面有灰尘或污垢时，随时擦拭。

5. 紫外线灯消毒时间须从灯亮 5～7 分钟后开始计时，关灯后，如需再开启，应间歇 3～4 分钟，照射完毕后开窗通风。

6. 紫外线光避免直接照射到人，以免引起损伤。

7. 每次准确记录紫外线灯管使用时间并在记录本上签字，超过 1000 小时应更换灯管。

十三、皮肤科的无菌物品保管及使用规定

1. 无菌物品应放置在清洁干燥处，与非无菌物品分开。无菌物品包装完整，无过期、无污染。

2. 使用无菌物品时检查有效期，按有效期先后顺序取用。每日由护理员协助主管护士清点有效期，并及时补充数量和供应室兑换。

3．使用无菌液体要现用现配，各种无菌液体开启后要注明开启日期和时间。

4．无菌物品每班清点并登记签字，护士长每月进行督查。

十四、皮肤科病房预防感染的措施

皮肤科病房常见感染是皮肤及软组织感染，主要由金黄色葡萄球菌（简称金葡菌）感染所致，尤其是 MRSA，其他病原菌还包括化脓性链球菌、铜绿假单胞菌、肠球菌、不动杆菌及大肠杆菌等。涉及范围广，从浅表的局限性感染，到深部组织坏死性感染，甚至致残、危及生命。

1．医务人员严格执行手卫生规范。

2．保护易感人群　对于大面积皮损的患者，尤其是长期应用糖皮质激素、免疫抑制剂、肿瘤、糖尿病患者，可根据情况采取以下措施：

（1）保护性隔离：尽量避免与携带多重耐药的患者或有感染性分泌物外排的患者同室。

（2）长期卧床患者给予防止压疮的护理。

（3）尽快拔除不必要的各类留置管路。

（4）嘱患者不要搔抓皮肤，遵医嘱口服抗组胺药，遵医嘱外用止痒、保护药剂。

3．隔离多重耐药菌（MDROs）定植或感染患者

（1）确定或高度疑似多重耐药菌感染患者或定植患者，应当在标准预防的基础上，实施接触隔离措施：医生开具床旁隔离医嘱，患者床头卡、诊断牌上贴隔离标志（小蓝手），单间隔离或床旁隔离，床旁放置快速手消毒液，向患者和家属进行宣教，提醒所有医务人员（医生、护士、护理员、卫生员、配膳员等）注意隔离。

（2）医务人员对患者实施诊疗护理操作时，应当将高度疑似或确诊多重耐药菌感染患者或定植患者安排在最后进行。接触多重耐药菌感染患者或定植患者的伤口、溃烂面、黏膜、血液、体液、引流液、分泌物、排泄物时，应当戴手套，必要时穿隔离衣，完成诊疗护理操作后，要及时脱去手套和隔离衣，并加强手卫生。

（3）与患者直接接触的相关医疗器械、器具及物品，如听诊器、血压计、体温表、输液架等要专人专用，并及时消毒处理。轮椅、担架、床旁心电图机等不能专人专用的医疗器械、器具及物品要在每次使用后擦拭消毒。

4．遵守无菌技术操作规程　医务人员在实施各种侵入性操作时，应当严格执行无菌技术操作和标准操作规程，避免污染。

5．加强清洁和消毒工作，按要求处理医疗废物。

（余梦清）

第五节　皮肤科护理内容

一、基础护理

根据皮肤科患者的疾病特点，按照护理部对基础护理的要求进行皮肤科患者的基础护理：

1. 新患者入院前备好床单位，患者入院后护理人员热情接待。

2. 给患者介绍病室环境，讲解入院须知、防跌倒温馨提示，让患者或家属签字、留档。

3. 评估患者病情，填写护理病历，测量体温、脉搏、呼吸、血压、体重及身高并录入相关数据；如果患者有跌倒坠床、压疮等风险，需填写预防评估表，并进行相关知识宣教。

4. 告知患者及家属的陪住标准，需陪住者开具陪住证，并告知陪住注意事项。

5. 通知主管医生问病史并及时开医嘱。

6. 保持病室环境安静舒适，冷暖适宜，空气新鲜。

7. 每周一统一更换床单位，每周换 2 次病服，如有污染随时更换。

8. 每周一测体重，每周二测血压。新患者每日测体温、脉搏及呼吸三次，连续三天。如有发热超过 37.5℃，需连续每日测体温三次，直至体温降至正常三天，以后每日测一次。

9. 按皮肤科护理分级标准确认护理级别，并保证护理到位。

10. 遵守护士条例，保障患者权利。

11. 患者出院后床单位进行终末消毒。

二、危重患者的抢救与护理

（一）抢救

如果皮肤科患者病情突然发生变化，需要进行抢救时，启动应急预案：

1. 立即呼叫值班医生。

2. 建立静脉通路，准备抢救车和抢救设备，包括心电监护仪、负压吸引装置、呼吸机等，清理现场。

3. 如需气管插管，协助医生摆好复苏体位，根据医嘱准备插管用物及药品。

4. 根据医嘱留置尿管。

（二）转运

如果危重患者需转入重症监护病房，则启动皮肤科危重患者转运程序：

1. 用物准备

(1) 备好平车或病床,检查其性能,备好枕头及被褥,带齐病号服,注意为患者保暖,并拉上床挡保证患者安全。

(2) 收集并整理好患者与医疗相关的资料及物品,如胸片、核磁、CT、门急诊病历本、自备药、病历及一般患者护理记录单或者特护记录等。

(3) 吸氧患者:备好氧气枕或氧气筒,检查性能、压力及氧量等,保证转运过程中的足量用氧;连接好吸氧管路,检查是否通畅,避免弯曲、打折或挤压,遵医嘱按需供氧,保证吸氧的有效性。

(4) 气管切开或气管插管患者:转运前应吸纯氧或提高氧流量2分钟,保持血氧在95%以上,吸净气道、鼻腔及口腔内分泌物,保持气道通畅;检查并备好简易呼吸器;转运过程中头侧向一边,以防意外发生。

(5) 留置胃管和(或)尿管的患者:妥善固定,胃/尿管应低于胃/膀胱水平,以免发生逆行感染;管路应保持通畅,避免弯折及挤压。如接引流袋,观察液体性状,液量大者应及时倒去,必要时遵医嘱记量及留样送检。

(6) 输液和(或)持续注射泵泵入患者:注射泵使用期间应由专人负责、充电备用,转运过程应保证电量充足;穿刺点近端及以上肢体避免约束及压迫,以保证入液顺利;管路应避免弯折、牵拉及挤压,小壶保持竖直,避免空气进入血管;根据情况调整适宜的滴速,保证转运期间的维持量;输液期间还应倾听患者主诉、观察患者反应、剩余液体量及穿刺点情况。

(7) 皮损患者:①开放性皮损:皮损面积小时应在清洁及用药后,用无菌纱布覆盖并固定;皮损面积大时应铺上橡皮单、中单,使用无菌看护垫,被子置于支被架上。②闭合性皮损:应待外用药吸收、干燥后再转运。

2. 医嘱处理

(1) 准确录入医嘱(包括用药、操作及耗材等),补齐口头医嘱,有抢救的录入抢救医嘱。医保患者需备齐用药及操作的自费协议书并有患者和(或)家属签字。

(2) 及时打印药品单(摆药单、统领针剂和片剂、中成药、贵重药、毒麻药等)。

(3) 待用药如口服药,注明患者姓名、药名、剂量、用药时间;针剂及输液等注明患者姓名、加药及欠药的药名、浓度、剂量、用药时间及有效时间。

(4) 未用的药品及未执行的操作与耗材及时退账。

(5) 打印长期医嘱和临时医嘱,页面右下角护士签名。长期医嘱最后一条下用红色铅笔划红线。

3. 部门配合

(1) 转运重症患者前提前与对方护士站联系好具体时间,让其做好准备。

（2）如果重症患者转运需要专用电梯时应先与电梯监控联系。

4. 护理文件

（1）准确记录转科时间，详细评估患者当时病情，测量生命体征并记录在护理记录上，检查护理记录中抢救内容是否完整、全面，如有缺陷及时补充完整。

（2）准确填写重症患者转科交接记录单。

（3）将长期医嘱单、临时医嘱单、护理病历、生活能力评估量表、重症患者转科交接记录单、一般患者护理记录单和特护记录单整理完毕后，与医生的病历记录一起带入重症监护病房。

三、患者的安全管理

根据医院管理的十大患者安全目标，对皮肤科患者做到（图 1-1）：

确立查对制度，识别患者身份

确立在特殊情况下医务人员之间有效沟通的程序、步骤

确立手术安全核查制度，防止手术患者、手术部位及术式发生错误

执行手卫生规范，落实医院感染控制的基本要求

特殊药物的管理，提高用药安全

临床"危急值"报告制度

防范与减少患者跌倒、坠床等意外事件发生

防范与减少患者压疮发生

妥善处理医疗安全（不良）事件

患者参与医疗安全

图 1-1　患者十大安全目标

四、患者的健康教育

根据护理部要求和皮肤科患者的特点，为患者和家属提供具有专科特色的健康教育，并为不同的患者提供个性化宣教计划和内容，使患者更好地参与治疗和护理，提高患者的自我护理能力，避免疾病的复发。

（一）健康教育形式

1. 个别指导　内容包括皮肤科患者的院内感染防控、自身疾病特点、皮肤的自我护理方法、患病期间的饮食指导等知识。可在护理患者时，结合病情、家庭情况和生活条件随时进行具体指导。

2. 集体讲解　确定主题，根据工作情况及患者作息制度选择时间进行集体讲解。讲解同时可配合幻灯、模型、图片等，以加深印象。

3. 文字宣传　利用宣传栏编写短文、图画或诗词等，标题要醒目，内容要通俗易懂。

4. 座谈会　在患者病情允许的情况下，护理人员组织患者对主题进行讨论并回答患者提出的问题。

5. 展览　如图片或实物展览，内容应定期更换。

（二）健康教育内容

1. 住院患者健康教育内容主要包括

（1）医院规章制度：如查房时间、探视制度、陪护制度、膳食制度等。

（2）病室环境：作息时间、卫生间使用、贵重物品的保管及安全注意事项、预防跌倒知识、呼叫器的使用等。

（3）相关疾病知识宣教：相关检查、治疗、用药知识介绍指导，瘙痒的护理、康复技术指导、安全有效地使用医疗设备。

（4）出院指导。

2. 患者出院后由责任护士进行随访，使护理工作具有延续性。

（三）健康教育流程

1. 评估健康教育对象的学习需要及接受能力。

2. 制定相适应的教育目标。患者及家属与护士的教育目标是一致的。

3. 拟定适宜的健康教育内容。

4. 根据教育对象选择健康教育的形式。

5. 实施健康教育计划。

6. 对健康教育结果进行评价。

五、疾病的并发症及预防

皮肤科常见并发症为感染，预防感染的护理措施贯穿于皮肤专科护理工作的始终。具体措施有：

1. 床单位、病服保持平整、清洁，及时清扫皮屑，物品专人专用，定时开窗通风，保持室内空气新鲜流通。

2. 详细评估患者皮损的性质、形态、部位、有无感染，治疗前剪掉皮损部位毛发，有利于观察及用药。再根据不同的皮肤损害遵医嘱给患者使用相应的药物，注意观察用药后皮损恢复情况及不良反应。

3. 指导患者自己正确使用外用药。

4. 皮损急性期不能用肥皂、浴液洗浴（寻常型、关节型银屑病除外），避免强烈的日光照射。

5. 患者勤剪指甲，保持指甲平整，禁止搔抓皮损，睡前戴手套以防止不自觉的抓伤皮肤，如有破溃出血，则应立即消毒局部皮肤。

（余梦清）

第六节　皮肤科专科风险评估与防范

一、跌倒的风险评估与防范

由于皮肤科患者大部分要使用抗组胺药，有可能出现眩晕、嗜睡的现象，尤其是老年患者这种现象比较常见，所以护士在评估患者情况时会更加仔细。

1. 评估内容　见图1-2。

一般情况	·年龄≥65岁、1年内有跌倒史、合作意愿差等；
意识状态	·躁动、精神恍惚、间断意识障碍、持续意识障碍等；
身体状况	·需用助行器、眩晕或低血压、步态不稳、视觉障碍等；
近期用药	·降糖药、降压药、利尿剂、镇静安眠类药物等；
排泄问题	·需协助如厕、尿频尿急、腹泻等。

图1-2　跌倒的评估内容

2. 预防措施　见图1-3。

保持地面无水渍、障碍物，病室及活动区域灯光充足；

患者日常用物放于可及处；

悬挂预防跌倒标识，必要时班班交接；

告知患者及家属可能导致跌倒原因，并采取相应防范措施；

指导患者穿长短合适的衣裤及防滑鞋；

将呼叫器放于可及处，提醒患者下床时若有必要寻求帮助；

适当使用床挡或约束；

依据风险程度，必要时专人陪住。

图1-3　跌倒的预防措施

3. 评估要求　见图1-4。

凡是涉及评估内容中一项以上的患者都要填写评估表；

填写评估表后，每周至少评估1次；

患者如有病情、用药等情况变化，需再评估；

转入的患者需要再评估；

未涉及的跌倒（坠床）危险因素及重点护理措施应记入护理记录。

图1-4　跌倒的评估要求

二、烫伤的风险评估与防范

皮肤科患者由于皮肤完整性受损，对温度极其敏感，一部分患者需要烤灯治疗，也增加了烫伤的风险。

1. 评估内容　见图1-5。

评估患者的意识状态；

评估患者依从性如何；

评估患者皮肤损害程度，对温度感知力；

是否有烤灯的治疗；

评估其他因素。

图1-5　烫伤的评估内容

2. 预防措施　见图1-6。

进行烤灯治疗时要使患者的皮肤处在安全范围；

加强巡视，避免烤灯烫伤患者；

向患者及家属宣教相关知识，提高依从性。

图1-6　烫伤的预防措施

三、走失的风险评估与防范

皮肤科病房经常收治老年患者，伴有认知障碍或精神疾病，存在走失的风险。入院时要仔细全面地询问家属患者的情况，并与之充分沟通。

1. 评估内容 见图1-7。

评估患者的意识状态、认知能力；

评估患者依从性与家属的配合度；

询问患者既往史；

评估其他因素。

图 1-7　走失的评估内容

2. 预防措施 见图1-8。

充分与家属沟通，随时陪伴患者身边；

加强巡视，发现异常情况立即处理。

图 1-8　走失的预防措施

四、患者突发病情变化的风险评估与防范

皮肤科患者有可能突然发生的病情变化是心力衰竭、呼吸衰竭，护士在护理患者时应该对高危患者进行风险评估。

1. 风险评估 见图1-9。

根据患者病情进行分级护理；

评估患者的生命体征，尤其是呼吸、心率、血压；

评估患者年龄，身体一般状况，每日出入量等；

评估患者用药治疗情况；

评估患者最近几天病情变化趋势。

图 1-9　病情变化的风险评估

2. 防范措施 见图 1-10。

严密观察生命体征变化，皮损的变化，准确记录出入量；
正确执行各项治疗用药；
皮肤专科操作要到位；
备好抢救物品和药品，积极配合医生急救；
做好床旁交班；
了解患者心理，缓解焦虑紧张情绪。

图 1-10 病情变化的防范措施

（余梦清）

第二章　皮肤科护理技术操作及诊疗操作的护理配合

第一节　涂药法

涂药法是使用工具把外用药剂均匀地涂抹在皮损表面的护理操作技术，目的是通过皮肤的渗透吸收来达到药剂的治疗作用。

（一）评估

1. 评估患者　病情、年龄、意识状态、合作程度，有无禁忌证。

2. 评估环境　是否安全、安静，适当遮蔽。

（二）准备

1. 准备用物　治疗车、相关药剂、无菌棉棍、无菌纱布、一次性手套、医嘱执行单。

2. 环境准备　调节病室温度，遮挡患者。

3. 核刈医嘱，辨识患者，向患者解释涂药的目的、作用、操作方法和注意事项，取得患者的配合。

（三）过程　见图2-1。

（四）注意事项

1. 为防止交叉感染，注意手卫生。

2. 涂药前认真了解药物的使用方法及禁忌证。

3. 涂药时注意节力，随时倾听患者不适主诉，并进行疾病相关知识的宣教。

4. 两种以上药物同时涂抹时，先涂水剂再涂膏剂；若两种均为膏剂，则先涂激素类药膏。

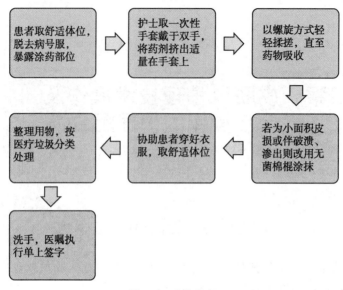

图 2-1 涂药流程

第二节 局部封包法

局部封包法是使用塑料薄膜封包涂药后的皮损的护理操作技术，目的是为增强外用药剂在皮损局部的物理和药物作用。

（一）评估

1. 评估患者 病情、年龄、意识状态、合作程度，有无禁忌证。

2. 评估环境 是否安全、安静，适当遮蔽。

（二）准备

1. 用物准备 治疗车、相关药剂、无菌棉棍、无菌纱布、一次性手套、塑料薄膜、胶布、医嘱执行单。

2. 环境准备 调节病室温度，遮挡患者。

3. 核对医嘱，辨识患者，向患者解释局部封包的目的、作用、操作方法和注意事项，取得患者的配合。

（三）过程 见图 2-2。

（四）注意事项

1. 告知患者局部封包的适应证。

2. 指导患者学会自我皮损护理。

3. 局部封包宜在睡前进行，第二天早起拆掉塑料薄膜。

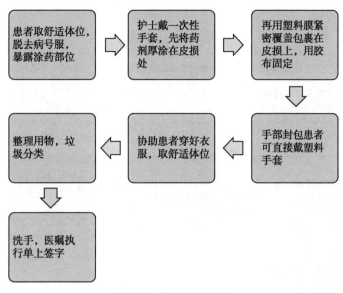

图2-2 局部封包流程

4．根据封包后效果进行清除厚痂或暴露局部。

5．封包时局部涂抹的外用药可厚一点、多一点，以达到软化痂皮的最优效果。

第三节 抽吸疱液法

抽吸疱液法是使用无菌注射器将皮肤表面的水疱或脓疱里的液体抽出的护理操作技术，目的是减轻水疱或脓疱的压力，减轻瘙痒，防止患者自行抓破造成继发感染。

（一）评估

1．评估患者　病情、年龄、意识状态、合作程度，有无禁忌证。

2．评估环境　是否安全、安静，适当遮蔽。

（二）准备

1．用物准备　治疗车、一次性注射器、无菌棉棍、无菌纱布、一次性手套、医嘱执行单。

2．环境准备　调节病室温度，遮挡患者。

3．核对医嘱，辨识患者，向患者解释抽吸疱液的目的、作用、操作方法和注意事项，取得患者的配合。

（三）过程　见图2-3。

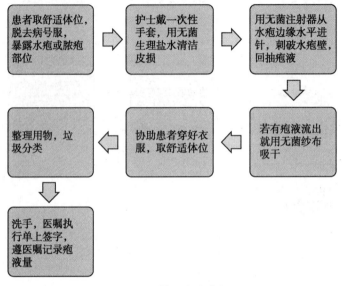

患者取舒适体位，脱去病号服，暴露水疱或脓疱部位　→　护士戴一次性手套，用无菌生理盐水清洁皮损　→　用无菌注射器从水疱边缘水平进针，刺破水疱壁，回抽疱液　↓

整理用物，垃圾分类　←　协助患者穿好衣服，取舒适体位　←　若有疱液流出就用无菌纱布吸干

↓

洗手，医嘱执行单上签字，遵医嘱记录疱液量

图 2-3　抽吸疱液流程

（四）注意事项

1. 告知患者不要自行破坏水疱或脓疱。

2. 指导患者学会自我皮损护理。

3. 抽吸疱液的进针部位应在疱壁边缘，水平进针，进针方向应从下向上，这样便于疱液的自然引流。

4. 抽吸疱液过程中注意保持疱壁的完整性，过小的水疱可不予抽吸，待其自行吸收。

5. 疱液如果是澄清的则为体液渗出，大量渗出则可引起低蛋白血症；如果疱液是黄色浑浊的则提示有感染；如果疱液是红色的则提示为血性渗出，疱壁下的糜烂面比较深。

第四节　湿　敷　法

湿敷法是将溶液剂与纱布、棉垫等敷料结合，进行局部冷敷、热敷和封包的护理技术操作，目的是加强溶液剂的物理和药物作用，达到软化、清洁、收敛、止痒、抗感染等作用。

（一）评估

1. 评估患者　病情、年龄、意识状态、合作程度，有无禁忌证。

2. 评估环境　是否安全、安静，适当遮蔽。

（二）准备

1. 用物准备　治疗车、湿敷溶液、无菌换药盘、无菌纱布、毛巾垫或一次性垫子、一次性手套、医嘱执行单。

2. 环境准备　调节病室温度，遮挡患者。

3. 核对医嘱，辨识患者，向患者解释湿敷的目的、作用、操作方法和注意事项，取得患者的配合。

（三）过程　见图2-4。

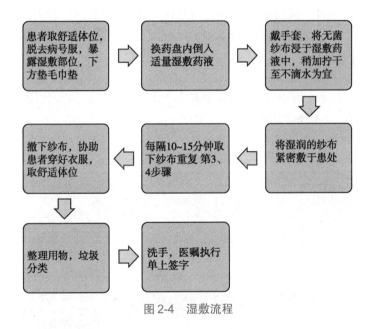

图2-4　湿敷流程

（四）注意事项

1. 湿敷时注意将呼叫器置于患者手边。

2. 湿敷用的纱布应有6～8层。

3. 掌握冷湿敷的面积　一般不能超过患者全身总面积的1/3。

4. 掌握冷湿敷的禁忌部位　腹部、后颈部；头面部湿敷注意保护患者眼睛。

5. 热湿敷时溶液温度一般为45～50℃，避免烫伤，温度太低则效力不足。

第五节 疱病清创术

疱病清创术是通过无菌操作手法使用无菌溶液清除皮肤创面的分泌物、结痂、血迹、皮屑等污物的护理技术操作，目的是清除污物，保持皮肤创面清洁，预防感染，为下一步的创面治疗做准备。

（一）评估

1. 评估患者　病情、年龄、意识状态、合作程度，有无禁忌证。

2. 评估环境　是否安全、安静，适当遮蔽。

（二）准备

1. 用物准备　换药车、铺无菌换药盘（无菌血管钳2把、换药盘、换药碗、无菌生理盐水、无菌棉球或纱球）、无菌纱布、毛巾垫或一次性垫子、一次性无菌手套、医嘱执行单。

2. 环境准备　调节病室温度，遮挡患者。

3. 核对医嘱，辨识患者，向患者解释疱病清创术的目的、作用、操作方法和注意事项，取得患者的配合。

（三）过程　见图2-5。

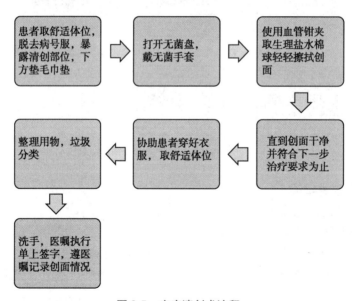

图2-5　疱病清创术流程

（四）注意事项

1. 疱病清创术是比较复杂、技术难度较大的护理操作，需要有专科经验的护士进行。

2. 严格遵守无菌技术原则，避免交叉感染。

3. 如果患者创面面积较大，则病室温度要调到28～30℃，并严密观察患者的情况。

4. 护士在操作时注意节力，动作轻柔、准确，避免增加患者的痛苦。

第六节　皮肤活检术的护理配合

使用手术方式将皮损皮肤组织取出一部分或全部，用以病理诊断和分型。它包括六种方法：刮匙刮除术、剪除活检、削刮活检、切开活检、环钻取材活检和全部切除活检。

一、适 应 证

为明确诊断疑难皮肤疾病。

二、禁 忌 证

1. 有严重心脏病的患者。
2. 有严重出血倾向的患者。
3. 不能配合手术的患者。

三、评　　估

1. 评估患者的生命体征、现病史、既往史、过敏史、意识状态、合作程度，有无禁忌证。
2. 评估患者相关化验及检查。
3. 评估环境是否安全、安静，可采取适当遮蔽。

四、操作前准备

1. 环境准备　请无关人员回避，关闭门窗，调节室温，采取适当遮挡。
2. 物品准备　准备治疗车、治疗盘(无菌棉棍、安尔碘、胶布)、皮肤活检包(环钻、剪刀、镊子、血管钳、针持、纱布、纱球)、无菌带针缝线、局麻药、无菌注射器、无菌敷料，并检查有效期。
3. 核对医嘱，辨识患者，向患者解释皮肤活检术的目的和过程，取得患者配合。

五、诊疗过程与护理配合

1．体位　协助患者采取舒适体位（卧位或坐位），脱去病号服，暴露活检部位，注意保暖。

2．确定活检部位后戴无菌手套，严格无菌消毒，铺洞巾，准备手术区域和物品。

3．在手术过程中为医生提供所需器械。

4．局部麻醉。

5．取环钻垂直钻取皮损组织。

6．根据伤口程度适当缝合，并覆盖敷料。

7．操作过程中注意观察患者病情变化，必要时给予心理安慰，以缓解患者紧张情绪。

8．操作结束后，询问患者有无不适，整理衣裤，转至病床，嘱患者休息。

9．固定标本，粘贴好条码，及时送检病理。

10．整理用物，洗手。

六、护 理 要 点

1．告知患者伤口处保持干燥、清洁。

2．指导患者使用床旁呼唤装置，一旦发生不适，立即呼叫医护人员。

3．操作前询问药物过敏史。

4．每日观察敷料情况，出血多者及时告知医生。

5．三天后活检处换药；活检在头面部位的、躯干部位的一周后拆线，四肢部位的 10～14 天拆线。

（余梦清）

第七节　皮肤外科手术的护理配合

一、定　　义

皮肤外科是皮肤科亚专科之一，是一个以皮肤病学为基础的，综合多个学科的交叉科学。主要是以外科相关技术和手段，治疗和解决皮肤疾病、修复皮肤缺损、改善皮肤质量。

二、适　应　证

包括：体表皮肤及皮下组织的肿物切除、皮肤附属器的外科处理和治疗、各种原因引起的皮肤缺损修复、皮肤质量的提高和改善，如糖尿病足、压疮、甲病的外科处理、皮肤急、慢性创面、体表瘢痕、皮肤恶性肿瘤的扩大切除等逐步已成为皮肤外科的治疗范围。

三、禁　忌　证

1. 各种疾病的急性阶段。
2. 皮肤有炎症。
3. 全身情况不良，不能胜任手术者。
4. 术前 2 次体温>37.5℃者。

四、评　　估

1. 评估患者做此项手术的目的及有无禁忌证。
2. 评估相关化验及各项检查，了解患者既往史、现病史、目前状况、过敏史、月经史、婚孕史。
3. 评估患者生命体征是否正常。

五、操作前准备

1. 环境准备　请无关人员回避，关闭门窗，调节室温，采取适当遮挡。
2. 物品准备　皮肤科门诊手术包：手术刀柄 1 个、组织弯钳 1 把、组织直钳 2 把、大持针钳 1 把、小持针钳 1 把、弯盘 1 个、棉棍、纱布、棉球；病理瓶、络合碘溶液、无菌缝合线、无菌刀片、无菌手套、无菌敷料（图 2-6）。麻醉药品及抢救药品、物品等。

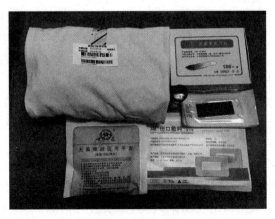

图 2-6　物品准备

3. 核对医嘱,辨识患者,向患者解释皮肤外科手术的目的和过程,取得患者配合。

六、诊疗过程与护理配合

1. 体位 根据患者的手术部位,给予患者摆放舒适的体位。

2. 面部手术,给予患者眼部贴膜保护,防止消毒液、血液流入眼部。

3. 戴一次性手套,常规消毒手术部位,铺无菌巾。

4. 在手术过程中为医生提供所需器械。

5. 操作过程中注意观察患者病情变化,必要时给予心理安慰,以缓解患者紧张情绪。

6. 操作结束后术后伤口如有少量渗血为正常情况,不必处理。如渗血较多,可局部加压 15 分钟,如仍出血较多,则及时就诊。

7. 处理病理 准备病理标本小瓶,倒入专用标本固定液约 10ml。

8. 整理用物,洗手。

七、护 理 要 点

皮肤外科手术多在门诊进行,患者术后即可回家,家庭的术后护理很重要,护士要耐心地进行相关知识的健康指导。

1. 告知患者伤口拆闲时间 根据手术部位不同,拆线时间从 1～2 周不等,通常头面部 6～7 天,躯干 7～10 天,四肢 14 天。但具体拆线时间由手术大夫告知患者。

2. 除部分病灶巨大病例,多数手术后患者可进行日常活动,告知应避免剧烈运动、游泳、盆浴,保持伤口干燥、通气良好。

3. 疼痛与抗生素的使用 术后伤口一般仅会出现轻微疼痛,如疼痛严重,可口服止痛药物;如医生无特殊交代,大多数患者无需口服抗生素。

4. 告知患者伤口换药的时间 伤口普通缝合应每 3 天换药直至拆线;伤口美容缝合或伤口有加压包扎应根据手术医生的要求换药。

5. 告知患者拆线前伤口尽量避免碰水,如意外沾湿应及时将敷料换下,用碘伏或酒精消毒伤口后,重新覆盖清洁敷料(如创可贴或医用敷贴)。拆线后 2～3 天可正常淋浴。

6. 告知患者避免进食辛辣刺激性食物。

7. 告知患者术前停用抗凝药的患者可于术后第三天继续开始服用抗凝药物。

8. 告知患者如伤口出现感染、出血或裂开等情况,尽量请本人的手术大夫观察并处理伤口,因为处理不当可能导致并发症加重。

第八节　皮肤美容激光术的护理配合

一、定　义

皮肤美容激光术是利用激光机(图 2-7)选择性光热效应,穿透表皮,瞬间作用于真皮的病变皮肤色素,将其击碎,再将色素通过人体的代谢细胞排出体外。

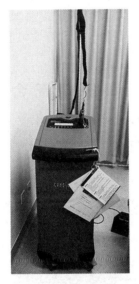

图 2-7　激光机图

二、适　应　证

1. 太田痣
2. 咖啡斑
3. 老年斑
4. 雀斑
5. 错误文身等色素性疾病

三、禁　忌　证

1. 瘢痕体质的患者。
2. 皮肤表面有破损、有感染症状的患者。

四、评　估

1. 评估患者做此项治疗的目的及有无禁忌证。
2. 评估了解患者既往史、现病史、目前状况、过敏史。
3. 评估患者生命体征是否正常。

五、操作前准备

1. 让患者充分了解此次激光的目的以及使用的激光种类,解除对激光的恐惧。医生在术前应对患者进行认真的检查和沟通。
2. 清洁将需要治疗的部位,有毛发需提前剃除。
3. 部分患者需使用复方利多卡因乳膏均匀地涂抹于患处,并用保鲜膜封包1~2小时,以减轻疼痛。

六、护　理　配　合

1. 清除药膏,清洁患处,协助患者摆好术位。
2. 医生、护士和患者都需要戴上特别防护眼罩(图2-8),避免高能量激光对视网膜可能造成的伤害。
3. 治疗时可外用冷风吹局部,以降低疼痛感。
4. 治疗时有毛发烧灼异味的需及时排风,消除异味。

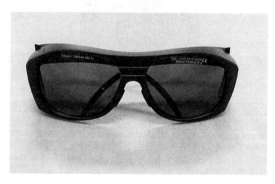

图2-8　防护眼罩

七、护　理　要　点

1. 治疗部位对阳光非常敏感,故做完激光术后应避免长时间暴晒,出门可选择打伞,最好选用防紫外线伞,提高治疗效果。也可外用防晒霜。
2. 激光术后皮肤护理也很重要,所以在术后一定要注意皮肤护理。
3. 饮食对皮肤修复作用是不可忽视的。蛋白质、脂肪和糖类均是皮肤所必需的营养成分，维生素和微量元素能影响皮肤正常代谢及生理功能。

4．局部即刻色泽加深，周围轻度红肿，少数患者可有水疱，用冰袋冷敷30分钟，数小时后红肿消退。结痂在 7～14 天内脱落，结痂脱落后可外用护肤品。色素减退或色素沉着可在 1～2 周内消失，少数情况下可持续数月或更长时间。

5．局部瘙痒症状属正常现象，应避免搔抓，数天后可恢复正常。

（朱　芹）

第三章　皮肤科常见体征与症状的护理

第一节　水　疱

水疱（vesicles，blisters）是皮肤病中常见的一种高出体表且含有液体的局限性、空腔性、原发性皮肤损害。水疱可以散在分布、线性分布或群集性分布；形状可以是半圆形、圆锥形、扁形或不规则形；疱壁或紧张或松弛，疱液有清澈、黄浊和红色的不同。水疱可以直接形成或在斑疹或丘疹的基础上形成，并且在短期内失去水疱的特征，可自行破溃，或通过融合、增大而形成大疱，或发展成脓疱（疱内含坏死的炎性细胞）。

【发病原因】

与水疱有关的疾病有：天疱疮、类天疱疮、获得性大疱性表皮松解症、疱疹样皮炎、线状 IgA 大疱性皮病、大疱性表皮松解症、大疱性小血管炎、药疹及虫咬反应等等。其发病原因见表 3-1。

表 3-1　水疱的发病原因

疾病	病因
天疱疮	IgG 抗体直接作用于角质形成细胞，使细胞间黏附功能丧失，造成表皮内水疱形成
大疱性表皮松解症	基底膜蛋白遗传突变导致的缺陷
迟发性皮肤卟啉病	代谢性疾病
多形红斑	细胞免疫介导的疾病
中毒性表皮松解症	
大疱性类天疱疮	获得性自身免疫性大疱性皮肤病
Sweet 病	真皮急性炎症反应
节肢动物叮咬后的水疱	深在性表皮下水肿

【水疱特点】

1. 水疱的分类及特点

水疱有小疱和大疱之分，临床上将液体聚集在表皮 / 黏膜内的水疱称为小疱，将液体聚集在表皮下的水疱称为大疱（文末彩图3-1、彩图3-2）。另一种分类方法：将皮损直径小于0.5cm的称为小疱，而将皮损直径大于0.5cm的称为大疱。

2. 水疱的常见病因及特点见表3-2。

表3-2 水疱的病因及特点

病名	天疱疮	大疱性类天疱疮	疱疹样皮炎	线状IgA皮病	大疱性多形红斑
好发年龄 好发部位	壮年 头部、躯干	老年 四肢、躯干	青壮年 躯干、腰背	儿童，成年 口周、躯干、四肢	儿童，青年 四肢、躯干
水疱内容	疱液清或浑，少有血性	疱液清或浑，少有血性	疱液清	疱液清	疱液浑浊，多血性
水疱状态	松弛易破，难自愈	紧张、难破、易愈合	小水疱，排列成环状	腊肠样环形排列，紧张水疱	大水疱、易破
水疱位置	表皮内	表皮下	表皮下	表皮下	表皮内
Nikolsky征 （尼氏征或棘刺松解）	+ （阳性）	— （阴性）	— （阴性）	— （阴性）	— （阴性）
直接免疫荧光检查	表皮细胞间IgG和C3沉积	基底膜带IgG和C3呈线状沉积	真皮乳头IgA和C3呈颗粒状沉积	基底膜带IgA呈线状沉积	真皮浅层小血管壁IgM和C3沉积
间接免疫荧光检查	血清中抗表皮细胞间物质IgG抗体	血清中抗基底膜带IgG抗体	血清中多种自身抗体，滴度低	20%患者有抗基底膜IgA抗体	— （阴性）
黏膜症状 伴随症状	常有，较重 发热、瘙痒	少有，较轻 发热、稍痒	少有，较轻 剧痒	少有 轻度至中度瘙痒	常有，较重 高热

> **知识点**
>
> ### 尼氏征
>
> 尼氏征（Nikolsky's sign）是指棘层细胞松解现象。其发生机制是由于表皮棘层细胞发生棘刺松解，彼此失去联合作用。
>
> 尼氏征检查方法：①用手指加压在水疱上，阳性者可见水疱向周围扩展、移动。②推压两个水疱间外观正常的皮肤时，阳性者其角质层很容易被擦掉，而露出糜烂面。③推压患者从未发生过皮疹的皮肤时，阳性者其角质层也可被剥离。④牵扯患者破损的水疱壁时，阳性者极易将角质层剥离，甚至包括外观正常的皮肤。

【辅助检查】

1. 实验室检查　血常规、血沉、血清免疫球蛋白、补体、抗核抗体等。

2. 皮肤组织病理检查　取局部水疱或周围正常皮肤进行皮肤活检术,对于明确疾病诊断有重要意义。

3. 直接免疫荧光检查　在尚未形成水疱处的红斑皮损处钻孔法取材,冰冻切片后,常规免疫组织化学染色,在荧光显微镜下观察结果。用于鉴别大疱性皮肤病。

4. 间接免疫荧光检查　取患者血清,以新鲜兔唇、猴食管上皮等组织为底物,常规免疫组织化学染色,在荧光显微镜下观察结果。天疱疮抗体的滴度可作为判断疾病严重性的指征之一,通常滴度与疾病的严重程度和活动性相平行。

【护理措施】

1. 病情观察　每日仔细观察有无新发水疱,记录水疱的数量、水疱是否破损及有无感染。直径<1cm 或疱液较少、陈旧性的水疱,让其自行吸收;直径>1cm 的水疱给予无菌注射器抽吸,并记录疱液的颜色、性状和量。

2. 抽吸疱液　首先评估水疱的大小、数量,选择适当型号的注射器,再用碘伏消毒水疱及周围皮肤,使用无菌注射器抽吸疱液,避免因针头过粗或抽吸力量过大而造成局部损伤面积扩大的不良后果。穿刺点位置选择利于引流的水疱最低点,水平进针后将水疱内的疱液充分吸净后拔出针头,再用无菌干棉签或无菌纱布充分擦干残存于皮肤表面的剩余疱液。

3. 保护疱壁　注意保持疱壁的完整,不可撕脱疱皮。静脉穿刺时避开水疱,消毒棉棒避免用力摩擦,固定针头使用绷带或者纱布,禁用胶布。使用止血带或者袖带时不可直接接触水疱皮肤,可在皮肤上垫一无菌纱布保护。卧床患者尽量使用气垫床,防止局部皮肤长时间受压。为患者更衣换单或翻身时至少2人以上,翻身时需2人同时抬起,不可用力推拉,以免加重水疱皮肤的损伤。

4. 饮食护理　由于疱液中含有大量蛋白质、体液及电解质,鼓励患者进食高热量、高蛋白、高维生素、低糖、低盐饮食,如鱼汤、瘦肉、鸡蛋、蔬菜汤、鲜果汁等。忌食辛辣刺激食物,避免粗糙及坚硬食物。

5. 心理护理　营造和谐、良好的护患关系,耐心向患者讲解相关疾病知识,使患者消除紧张、焦虑、恐惧心理,积极配合治疗。

(张　蕊)

第二节　瘙　痒

瘙痒(pruritus)是一种引起搔抓欲望的不愉快的皮肤感觉,它是患者的主观感觉。瘙痒不是一种疾病,而是某些疾病或疾病状态的一个症状。瘙痒常常是患者到皮肤科就诊的最主要原因之一，皮炎、湿疹、荨麻疹、银屑病、结节性痒疹和其他系统性疾病引起的皮肤炎性反应或刺激多伴有瘙痒。

【发病原因】

人们对机体产生瘙痒的原因尚不十分清楚。瘙痒是多因素相互作用的结果，很难用一种原因解释。瘙痒由化学物质如组胺、5-羟色胺和类胰蛋白酶的释放而介导。皮肤功能的失调如pH值变化、外伤、屏障功能障碍、炎症、感染、紫外线等也能直接或间接刺激感觉神经末梢也可引起瘙痒。常常因瘙痒而搔抓，搔抓又反过来刺激炎性因子的合成和释放，进一步促进炎症的反应和瘙痒，从而形成痒—搔抓的恶性循环（图3-1）。

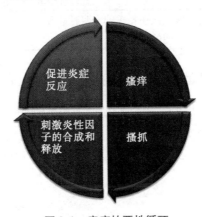

图3-1　瘙痒的恶性循环

【瘙痒特点】

一、瘙痒的分类及特点

1. 根据对瘙痒中枢和外周神经发生机制的研究，将瘙痒分为5类（表3-3）：

表3-3　瘙痒的分类1

皮肤源性瘙痒	由C类神经纤维进行传导，因皮肤干燥、感染或其他损伤引起的瘙痒感觉	疥疮、荨麻疹、昆虫叮咬反应
神经源性瘙痒	起源于中枢，无神经损伤而在神经系统中产生的痒感	胆汁淤积性瘙痒
神经病性瘙痒	局限于某点上，由于感觉神经传入通路中发生病理改变而引起的瘙痒	病发带状疱疹后伴随的瘙痒
心因性瘙痒	因精神、心理出现异常反应所导致的瘙痒	寄生虫恐怖症
混合性瘙痒	由两种或两种以上的机制引起	特应性皮炎（既有皮肤源性瘙痒又有神经源性瘙痒）

2. 根据瘙痒的病因分为 3 类（表 3-4）：

表 3-4　瘙痒的分类 2

素质性原因	遗传和过敏
偶然性原因	环境因素，如温度、湿度等
决定性原因	物理性、化学性、感染性因素和寄生虫等

3. 根据相关疾病分为 3 类（表 3-5）：

表 3-5　瘙痒的分类 3

皮肤病瘙痒	由各种皮肤病引起
系统性疾病瘙痒	与系统性疾病相关的全身性瘙痒
特发性瘙痒	原因不明的瘙痒

二、引起瘙痒的常见疾病及特点（表 3-6）：

表 3-6　引起瘙痒的常见疾病及特点

皮肤病与瘙痒	全身瘙痒	过敏性皮肤病（湿疹、接触性皮炎）、特应性皮炎、类天疱疮、疱疹样皮炎、真菌性皮肤病、扁平苔藓、虱病、疥疮、日光性皮炎、干燥症、皮肤淋巴瘤、银屑病等
	头皮瘙痒	接触性皮炎、脂溢性皮炎、头癣
	外生殖器瘙痒	真菌感染、疥螨、阴虱
	手足瘙痒	手足真菌感染、汗疱疹、接触性皮炎
	下肢瘙痒（老年患者）	下肢静脉曲张导致的淤积性皮炎
系统性疾病与瘙痒	尿毒症（慢性肾衰竭）	
	胆汁淤积症	病毒性肝炎、胆汁性肝硬化、酒精性肝硬化、自身免疫性肝炎等
	血液病	霍奇金病、T 细胞淋巴瘤、白血病、多发性骨髓瘤等
	内分泌疾病	糖尿病、甲状腺及甲状旁腺功能异常
	妊娠	
	恶性肿瘤	肺癌、胃癌、结肠癌、膀胱癌、前列腺癌、胰腺癌等
	HIV 感染	
神经源性瘙痒	脑卒中、多发性硬化、脑瘤、脑脓肿等	
心因性瘙痒	焦虑、抑郁、精神严重变态	
	寄生虫病性妄想（多见于老年女性）	
药物引起的瘙痒	吗啡和阿片、血管紧张素转化酶抑制剂、镇痛剂、维生素 B、造影剂、磺胺类药等药物	

【辅助检查】

询问患者的病史,评估其皮肤原发和继发性损害的形态、分布状况和系统性疾病的皮肤体征,根据患者实际情况,选择具体辅助检查:

1. 实验室检查　血常规、大便常规+潜血、尿沉渣、肝肾功能、血沉、抗核抗体、血清补体、血清免疫球蛋白、C反应蛋白、间接免疫荧光检查、甲状腺功能检查、HIV检测等。

2. 真菌镜检(病灶皮损)　对于真菌性皮肤病有诊断意义。

3. 直接皮肤划痕试验和皮内试验、斑贴试验等　用于鉴别过敏性皮肤病。

4. 皮肤组织病理学检查　皮肤活检术在皮肤科的诊断中应用最多,尤其对于皮损形态不典型的皮肤病帮助极大。

5. 直接免疫荧光检查　用钻孔法在局部皮损处取材,冰冻切片后,行常规免疫组织化学染色,在荧光显微镜下观察结果。用于鉴别大疱性皮肤病。

【护理措施】

1. 心理护理　瘙痒虽然不是有碍于生命的大患,但反复发作,会使患者精神受到不良刺激,造成失眠甚至性格改变,导致脾气暴躁不安,影响生活质量,所以强调心理护理的重要性。给患者以关心、安慰,充分与之沟通,疏导患者不良情绪,减轻其心理负担。通过放松、暗示和诱导疗法,转移注意力,以提高瘙痒的阈值。

2. 寻找过敏源　尽可能地找出发病诱因,如食物、药物、感染、物理因素、植物或动物因素,以免重复致敏。房间内禁止摆放花卉及喷洒化学物品,不养宠物。

3. 皮损护理　根据疾病及皮损形态的不同,选择适当的外用药治疗。每日用药后及时观察评估瘙痒有无缓解或加重,也可从皮损程度(如抓痕、皮疹、水疱)来观察评估瘙痒的改善程度。

4. 药物护理　必要时遵医嘱使用抗组胺药物,缓解瘙痒症状,注意观察用药后的疗效及副作用。加强药物宣教,保证患者服药后的安全,如前列腺肥大、青光眼患者禁用第一代抗组胺药物;服药期间禁止患者驾车、高空作业。

5. 饮食护理　忌食辛辣、海鲜、烟酒等刺激性食物。勿盲目忌口,以免造成营养不良,要多吃清淡而富有营养的易消化食物,多食蔬菜水果。

6. 健康指导　嘱患者切勿将表皮抓破,强调保持局部皮肤完整、清洁、干燥的重要性。避免使用不良行为止痒,如搔抓、烫洗、过度搓洗、掐、揪等;避免穿着粗、硬、厚及化纤衣裤;避免烈日暴晒;注意气候变化增减衣物，避免冷热刺激；避免精神紧张和不良刺激，保持情绪稳定；指导患者减轻工作、生活的压力，避免过度劳累，养成良好的生活习惯，注意劳逸结合。

（张　蕊）

第四章　皮肤科常见疾病的护理

第一节　银屑病患者的护理

【概述】

银屑病（psoriasis）俗称"牛皮癣"，是一种常见的慢性炎症性皮肤病，基本损害为具有特征性银白色成层鳞屑的丘疹或红色斑丘疹，病程漫长，易复发。全身均可发病，以头皮、四肢伸侧较为常见，多在冬季加重。本病的确切病因尚不清楚，可能与遗传因素、感染因素及免疫因素等有关。

【临床表现】

根据银屑病的临床特征，一般可分为寻常型、脓疱型、关节病型、红皮病型四种类型（表4-1）。

表4-1　分型及临床表现

分型	临床表现
寻常型	最常见，多急性发病。典型表现为境界清楚、形状大小不一的红斑、浸润增厚，表面覆盖多层银白色鳞屑。皮损好发于头部、骶部和四肢伸侧面（文末彩图4-1）
脓疱型	泛发性脓疱型银屑病是在红斑上出现群集性浅表的无菌性脓疱，可融合成脓糊，有寒战、发热、关节疼痛等全身症状（文末彩图4-2） 掌跖脓疱病皮损局限于手足，对称发生，反复发作
关节病型	又称银屑病性关节炎。银屑病患者同时发生类风湿关节炎样的关节损害，以末端指（趾）间关节病变最具特征性。类风湿因子阴性（文末彩图4-3）
红皮病型	又称银屑病性剥脱性皮炎，是一种严重的银屑病。常因外用刺激性较强药物，长期大量应用糖皮质激素，减量过快或突然停药所致。表现为全身皮肤弥漫性潮红、肿胀和脱屑，伴有发热、畏寒、不适等全身症状（文末彩图4-4）

> **知识点**
>
> ### 银屑病典型症状
>
> **蜡滴现象：**银屑病角化不全的角质层中有空隙进入空气，由于反光作用鳞屑呈银白色。刮除成层鳞屑，犹如轻刮蜡滴。
>
> **薄膜现象：**刮去鳞屑又可见淡红色发光半透明薄膜。
>
> **点状出血：**刮去薄膜可见小出血点，呈露珠状（Auspitz征）。

【辅助检查】

（一）组织病理检查

1. 寻常型银屑病　表皮改变较早、有角化不全伴角化过度。颗粒层减少或消失，棘层肥厚、表皮突规则下延，末端增厚呈杵状，真皮乳头向上延伸，乳头上方表皮变薄，仅2～3层棘细胞，白细胞在角化不全的角质层内聚集形成Munro微脓疱，真皮浅层血管周围有淋巴细胞浸润。

> **知识点**
>
> ### Munro微脓肿
>
> 是指角质层内角化不全区域出现中性粒细胞聚集，见于寻常型银屑病。

2. 脓疱型银屑病　基本病理与寻常型银屑病相同。在棘层上部出现海绵状脓疱，即Kogoj海绵状微脓疱，疱内为中性粒细胞，真皮内主要为淋巴细胞及组织细胞浸润。

> **知识点**
>
> ### Kogoj海绵状微脓
>
> 指表皮颗粒层内出现大量中性粒细胞聚集，见于脓疱型银屑病、掌跖脓疱病和连续性肢端皮炎。

3. 红皮病型银屑病　除有银屑病病理特征外，主要有毛细血管扩张，真皮水肿等变化。

（二）皮肤专科检查

患者皮损程度可根据银屑病面积与严重性指数进行评分即PASI评分（表4-2）。

表 4-2　PASI 评分表及标准

严重程度评分	头部	上肢	躯干	下肢
红斑				
浸润				
鳞屑				
严重程度评分合计 （红斑＋浸润＋鳞屑）				
皮损面积评分				
严重程度评分 × 皮损面积 评分				

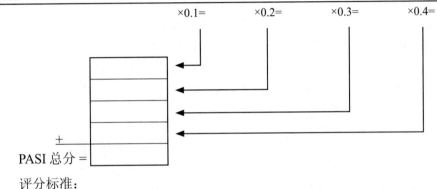

PASI 总分 ＝

评分标准：

严重程度评分	0 级	1 级	2 级	3 级	4 级	
红斑 浸润 鳞屑	无	轻度	中度	重度	非常严重	
累及 面积 评分	1%～9% 1	10%～29% 2	30%～49% 3	50%～69% 4	70%～89% 5	90%～100% 6

（三）实验室检查

红皮病型银屑病、脓疱型银屑病：白细胞增高。

【治疗原则】

本病目前尚无特效疗法，适当的对症治疗可以控制症状，不能防止复发。而各种疗法都有一定的不良反应。主要有联合疗法、交替疗法、序贯和间歇疗法等。

（一）外用药治疗

新发的面积不大的皮损，尽可能采用外用药。药物的浓度应由低至高。

选用哪一种药，要结合药物本身的性质和患者的具体病情。

1. 维生素 D_3 类似物　本类药包括卡泊三醇、他卡西醇等。

2. 糖皮质激素　外用糖皮质激素仍是目前治疗银屑病常用的疗法。头部和掌跖部宜用强效激素，弱效激素适用于面部和间擦部。一般部位常用软膏和乳膏。头部则须用溶液（丙二醇）和凝胶剂。局部封包疗法可明显提高作用强度。

3. 维A酸　凝胶和霜剂（0.025%～0.1%）每日外涂 1～2 次对银屑病有良效。因起效较慢，一般不作为一线药物单独使用。可与丙酸氯倍他索等糖皮质激素联合应用，皮损控制后继续应用他扎罗汀，逐渐停用糖皮质激素。孕妇，哺乳期及近期有生育要求妇女禁用。

4. 角质促进剂　常用的焦油包括煤焦油、松馏油、糠馏油和黑豆馏油等，配成 5% 浓度的软膏外用。煤焦油对于慢性稳定性银屑病、头皮银屑病和掌跖银屑病疗效较好。禁用于孕妇，脓疱型和红皮病型银屑病。

5. 其他　免疫抑制剂等其他外用药，如他克莫司、匹美莫司外用治疗，封包治疗顽固性局限性银屑病。0.03%的喜树碱软膏，5%的水杨酸软膏等。

（二）全身用药

1. 甲氨蝶呤（MTX）　是一种叶酸还原酶抑制剂，可阻止表皮细胞增殖时DNA合成，抑制细胞核的有丝分裂。MTX可以抑制体内被激活的淋巴细胞增殖和减弱 CD_8 细胞的功能和抑制中性粒细胞的趋化性，MTX是系统治疗银屑病的标准药。MTX适用于红皮病型、脓疱型、关节病型。

2. 维A酸类　维A酸类药物可以调节表皮增殖和分化以及免疫功能等，用于泛发性脓疱型银屑病、红皮病型银屑病，严重斑块状银屑病，单独服用或与其他疗法联合应用，有较满意的疗效。常用药物有阿维A酯、阿维A、异维A酸等。

3. 糖皮质激素　本类药不应常规系统用于银屑病，因为效果不大，且在停药后症状反而比原来还严重，甚至可诱发急性脓疱型银屑病或红皮病型银屑病。但是，由于糖皮质激素具有"抗炎"作用，对红皮病型、关节病型和泛发性脓疱型银屑病，在用其他疗法（如MTX）无效或有禁忌的情况下，可以慎用。

4. 免疫疗法和　环孢素A、他克莫司、霉芬酸酯等免疫抑制剂目前应用于严重型银屑病有较好疗效。

5. 维生素　叶酸、维生素C等。

（三）物理疗法

1. 紫外线　适用于静止期冬季型患者，照射前清洗鳞屑，照射后局部外涂煤焦油类制剂可提高疗效。

2. 光化学疗法　分为PUVA长波紫外线照射和PUVB中波紫外线照射。PUVA治疗前2小时需口服甲氧沙林。

3. 浴疗　药物浴、矿泉浴等。

（四）中医中药治疗

可应用中草药和复方青黛丸、雷公藤、复方丹参片等中成药。

（五）生物制剂疗法

一些新型生物制剂，如细胞因子阻断剂依那西普（益赛普）、人 - 鼠嵌合性单克隆抗体（注射用英夫利西单抗）应用是银屑病治疗的新进展，但其价格昂贵，存在不良反应，临床应用需进一步观察。

【护理评估】

1. 健康史　询问患者既往有无银屑病史及其他疾病，有无家族史、外伤史，用药史，过敏史，有无发生重大生活事件。

2. 身心评估

（1）症状和体征　评估皮损的部位、面积、外观形态等。

（2）心理 - 社会评估　本病发病时间长，病因不明，不能根治，易复发。对于患者的生活、工作、社交等有很大影响，因此患者易出现焦虑、自卑、失望等心理负担。

3. 相关治疗与检查　了解患者 PASI 评分，及进行的实验室检查，同时注意追踪检查结果。

【护理问题】

1. 潜在并发症：皮肤瘙痒、脱屑、关节活动受限。

2. 营养失调　与大量脱屑导致蛋白质丢失有关。

3. 体温过高　与皮肤脓疱感染有关。

4. 皮肤完整性受损　与银屑病致皮肤出现丘疹、脱屑、关节损害有关。

5. 有感染的危险　与皮肤完整性受损有关。

【护理措施】

（一）一般护理

1. 根据患者病情，给予相应级别护理。病室每日定时通风调整房间温度、湿度适宜。床单位及被服保持整洁，及时清理皮屑。房间内用物应用消毒剂定期擦拭消毒。医护人员严格手消毒及无菌操作。

2. 活动、饮食、睡眠及二便的护理　指导患者高蛋白、高热量、高维生素饮食，以增加营养，增强体质。禁食海鲜、辛辣刺激等食物。多饮水，多吃蔬菜、粗粮，保持二便通畅。建立良好的睡眠环境，保证充足的睡眠时间。

（二）心理护理

研究表明，90% 的银屑病患者有神经质人格特征，脾气急躁，易激动，易紧张，对各种刺激易产生强烈的情感反应。因此应积极与患者沟通，关心和体贴患者。认真倾听患者的主诉，多劝导安慰患者，消除患者各种不必要的思想顾虑，树立信心，使其配合治疗。

（三）用药护理

1. 全身用药

（1）甲氨蝶呤（MTX）：患者用药期间应禁止饮酒。血浆白蛋白下降者应用 MTX 毒性也会增加。每天口服叶酸 5mg，可减少 MTX 引起的恶心反应。长期用药可引起肝脏广泛性纤维化和肝硬化，故在应用时需每周查血常规，每 2～4 周查肝功能 1 次。

（2）维 A 酸类：维 A 酸类药主要副作用为致畸胎，研究证明停服阿维 A 酯 2 年仍在尿中测得阿维 A 酯，而部分阿维 A 可转化为阿维 A 酯，因此育龄妇女停药后的 2 年内应采取避孕措施。服药期间出现唇、眼、鼻黏膜干燥，皮肤弥漫性脱屑及毛发脱落。长期服用时可出现血脂升高、肝脏损害等，但停药后可恢复。

（3）糖皮质激素：控制病情后逐渐减量至停用，减量宜缓，以免反跳。

（4）免疫制剂：环孢素最大副作用是高血压和肾毒性，治疗前和治疗期间要监测血压、肾功能。

（5）生物制剂：益赛普、注射用英夫利西单抗可诱发感染、过敏反应、淋巴瘤等，因此在使用前应全面评估身体基本情况，有无结核、心力衰竭、肿瘤。药物使用过程中严格按照操作流程执行，严密观察患者病情变化。使用生物制剂前患者不要饮酒、熬夜。

2. 外用药　患者在外用药物之前，最好用 40℃温水洗澡，去除鳞屑，软化皮损，以利于药物吸收。头部皮损较多者可先行剪短或剔除毛发，剃头时注意不要过度用力。有厚痂皮损用无刺激性软膏封包数小时，使结痂软化，再用棉球轻擦去痂皮及分泌物；若痂过于紧贴皮肤时，切勿用力撕剥，可继续软膏封包。外用药应从低浓度向高浓度逐渐过渡。急性期禁用刺激性较强的外用药，如皮损较大，需分区涂药，避免药物大量吸收引起中毒。如卡泊三醇软膏每日不超过 1 支用量。

知识点

如何计算外用药的用量

指尖单位：管口直径为 5mm 的标准外用药膏管中挤出的可以覆盖从食指远端指节皱褶处到食指尖的软膏剂量。

体表面积：单手单面所覆盖的面积相当于 1% 体表面积。

患者首先用自己手掌测量皮损面积大小，再根据药品说明书就可以知道每日使用药膏的准确用量。例如 1 个指尖单位的卡泊三醇软膏可涂抹 2% 体表面积的皮损。

3．药浴注意事项　水温控制在 36～38℃，治疗时间为 15～20 分钟。严格消毒浴盆，预防交叉感染，可使用一次性药浴袋套在浴缸内进行浸浴。女性月经期、年老体弱、有严重心脑血管疾病患者禁止药浴。药浴期间多巡视，观察患者，如有不适及时停止药浴。

知识点

药浴种类

1．高锰酸钾溶液药浴　配置 1:8000 的高锰酸钾溶液浸浴，具有杀菌、除臭的作用。

2．淀粉浴　500g 玉米淀粉直接加入浴水中，搅匀，具有镇静、止痒的作用。

3．皮肤康药浴　100ml 皮肤康溶液加入浴水中浸浴，具有止痒、舒缓的作用。

【健康指导】

1．按时复诊，坚持用药，不可自作主张擅自减量或停药，以免发生反跳再次发病，造成严重后果。避免化学性物质和药物的刺激，定期复查血常规、肝肾功等。

2．养成良好的生活习惯　银屑病患者需要养成良好的生活习惯。日常要经常保持居住室内的通风、干燥。避免烟酒对身体的刺激，注意对自身的心理调节，尽量不要出现紧张、焦虑等心理状态，注意保证充足的睡眠，避免疲劳的发生。

3．有效预防感冒　如果感冒症状出现后不进行及时的治疗，会使患者随着病情的发展出现咽炎、气管炎、扁桃体炎等上呼吸道感染，如果延误此类感染的治疗会更容易导致银屑病症状的出现，在银屑病发生后还会造成症状的加重。所以有效预防感冒也是银屑病的日常护理常识之一。

4．饮食营养　饮食有度不可暴饮暴食，保证营养，特别是蛋白质的补充，避免进食刺激性食物如浓茶、咖啡等。保证充足的维生素，多食新鲜蔬菜水果。

5．皮肤专科护理

（1）瘙痒护理：穿着棉质舒适且保暖被褥、衣物，衣着宜宽松，不宜用毛及化纤等制品。剪短指甲避免抓伤皮肤，瘙痒严重者则遵医嘱使用止痒药。

（2）干燥性皮肤护理：保证皮肤的清洁、卫生，避免外伤发生。避免过度沐浴，沐浴后可以涂抹一些油性较高的护肤霜，以缓解皮肤干燥的现象。

（3）瘙痒性皮肤护理：寒冷季节适当保暖，避免冷热刺激。

（4）关节护理：制定运动计划，每天规律实施肢体运动，以维持关节活动度。

（5）用药护理：患者在病情恢复期也要坚持用药，并逐渐减少外用药的使用：例如从每日 2 次涂药减少到每日 1 次，4 周后再减少到隔日 1 次，8 周后再减少到每周 2 次，依此类推，维持病情不再复发或推迟复发的时间。

第二节　湿疹患者的护理

【概述】

湿疹（eczema）是由多种内外因素引起的一种具有明显渗出倾向的皮肤炎症反应。急性期具渗出倾向，慢性期则浸润、肥厚，皮损具有多形性、对称性、瘙痒和易复发等特点。

湿疹病因复杂，一般认为与变态反应有关。常为内外因相互作用结果。内因如慢性消化系统疾病、精神紧张、失眠、过度疲劳等，外因如生活环境、气候变化、食物等均可影响湿疹的发生。

【临床表现】

按皮损表现分为急性、亚急性、慢性三期（表 4-3）。

表 4-3　湿疹的分期

分期	临床表现
急性	密集的粟粒大的丘疹或小水疱，渗出。当合并有感染时有黄绿色或污褐色痂。多对称分布。瘙痒剧烈。
亚急性	皮损以小丘疹、鳞屑和结痂为主，剧烈瘙痒。
慢性	皮肤浸润、增厚，色素沉着，苔藓样变。瘙痒明显，常呈阵发。

湿疹由于某些特定的环境或某些特殊的致病条件，临床表现可以有一定的特异性。为了便于临床诊断和处理，将湿疹分为局限性与泛发性两大类。

局限性湿疹：仅发生在特定的部位，即可以部位命名（表 4-4）。

表 4-4　局限性湿疹临床表现

分期	临床表现
头皮湿疹	主要见于女性，呈弥漫性、头皮可有脓性渗出，表面覆有黄痂。
面部湿疹	表现为大小不等的片状红斑、鳞屑，皮损较厚，自觉瘙痒，易复发。
耳部湿疹	多发生在耳后皱襞处，表现为红斑、渗液，有皲裂及结痂。
乳房湿疹	发生于乳头、乳晕，境界清楚，皮损呈棕红色，糜烂、皲裂。顽固不愈。
脐窝湿疹	表现为鲜红或暗红色斑，有渗液及结痂，很少波及脐周皮肤，病程长。

分期	临床表现
肘部湿疹	多见于肘关节下端伸侧，局限性小片状暗色红斑，皮肤干燥、变厚、鳞屑。
手部湿疹	皮损呈亚急性或慢性湿疹表现，境界不清或呈小片状皮损。一般比较顽固难治。
股部湿疹	好发于腹股沟或股阴囊皱褶部位，瘙痒明显，病程长者可见肥厚浸润和苔藓样变。
小腿湿疹	多发生于胫前或侧面，对称，呈亚急性或慢性湿疹表现。常并发静脉曲张。
阴囊湿疹	最常见的一种，局限于阴囊皮肤，有时延及肛门周围。
女阴湿疹	女性常见的湿疹。累及大小阴唇及其附近皮肤。患处浸润肥厚、糜烂、抓痕、水肿。
肛周湿疹	局限于肛周皮肤，少数可累及会阴部。奇痒难忍。皮肤浸润肥厚、皲裂。

泛发性湿疹：皮损多，泛发或散发与全身多个部位（表4-5、文末彩图4-5）。

表4-5　泛发性湿疹临床表现

分期	临床表现
自身敏感性湿疹	表现为局部出现湿疹后自身内部或皮肤组织附近所产生的某些物质过敏而引起全身突然发生多数散在丘疹、小水疱，呈群集性，自觉瘙痒剧烈。
感染性湿疹	因慢性细菌性感染致敏造成。临床表现为病灶周围密集小丘疹、水疱、脓疱、结痂和鳞屑等，伴发水肿。
钱币样湿疹	又名盘状湿疹，常十冬季与皮肤干燥同时发生。由红色小丘疹密集而成的圆形损害，有渗液，剧烈瘙痒。
婴儿湿疹	中医称为奶癣。是发生在婴儿头面部的一种急性或亚急性湿疹。皮损主要发生在两颊、额及头皮。
乏脂性湿疹	又称裂纹性湿疹。皮肤水分脱失，皮脂分泌减少，表皮及角质层有细裂纹，皮肤呈淡红色，多见于年老者的胫前部。

【辅助检查】

1．实验室检查　可有白细胞、嗜酸粒细胞增高等。

2．皮肤专科检查　评估皮损部位、面积、形态及时间和周期。

3．皮肤病理检查　表皮显示细胞间及细胞内水肿，乃至海绵形成，棘层内及角层下水疱，疱内含少数淋巴细胞、中性粒细胞及崩解的表皮细胞。

【治疗原则】

湿疹病因复杂，治疗好转后仍易反复发作。因临床形态和部位各有特点，故用药因人而异。

（一）内用疗法

选用抗组胺药止痒，必要时两种配合或交替使用，或配服镇静药。泛发性湿疹可口服或注射糖皮质激素，但不宜长期使用，因此药虽对消炎、止痒及减少渗出的作用较快，但停用后很快复发，长期应用易引起许多不良反应。对有广泛性继发感染者配合应用有效的抗生素治疗。此外，维生素 B 族、维生素 C 以及调整神经功能的药物亦有帮助。

（二）外用疗法

根据皮损情况选用适当剂型和药物。对于急性湿疹局部生理盐水、3% 硼酸溶液或 1∶2000～1∶10 000 高锰酸钾溶液冲洗、湿敷，炉甘石洗剂收敛、保护。对小范围亚急性、慢性湿疹应用糖皮质激素霜剂，及配合焦油类制剂外用效果较好。对于慢性湿疹苔藓化显著者，可用 50% 松馏油软膏或 20% 黑豆馏油软膏。

（三）中医疗法

急性湿疹以清热利湿为主。亚急性湿疹以健脾利湿为主，佐以清热。慢性湿疹以养血祛风为主，佐以清热利湿。

【护理评估】

（一）健康史

由于湿疹病因复杂，因此评估患者健康史时也相对复杂。

1. 评估患者过敏史、年龄及本病病程长短。

2. 相关因素　有无物理、化学等诱发因素。

3. 饮食习惯　是否经常吃海鲜、辛辣刺激等食物，是否大量饮用咖啡、酒、浓茶等。

（二）身心评估

1. 症状和体征　根据皮疹位置及分布情况、形态、性状、体征、是否有瘙痒、抓痕进行评估。

2. 心理 - 社会评估　评估患者有无精神紧张，生活、工作压力过大或过于疲劳等，是否发生过生活重大事件。

（三）相关实验室检查

了解患者实验室检查，追踪检查结果，如过敏原检测结果，白细胞、嗜酸粒细胞是否增高。

【护理问题】

1. 潜在的并发症　舒适的改变、剧烈瘙痒、疾病引起。

2. 有感染的危险　与剧烈搔抓有关。

3. 睡眠形态紊乱　与剧烈瘙痒有关。

【护理措施】

1. 一般护理　寻找和去除病因，生活要规律，注意劳逸结合，避免熬夜。

2. 皮肤瘙痒护理　保持环境的温度和湿度适宜，室温维持在 20℃左右，湿度保持在 40%~60%。避免化学性物质和药物的刺激，防止外伤和滥用药物。勿用热水烫洗及过多使用肥皂、清洁剂等。有过敏史患者，避免再次接触过敏原，如染发剂、洗衣粉。衣着宜宽松，以减少摩擦刺激，勿使化纤及毛织品直接接触皮肤。剪短指甲，切勿搓揉抓挠皮肤。

3. 饮食护理　给予患者高热量、高蛋白、高维生素、易消化饮食。避免食用辛辣、海鲜、烟酒、浓茶、咖啡等刺激或易致敏食物。

4. 心理护理　患者病程长，反复发作，长期剧烈瘙痒，心情烦躁，心理负担重，对治疗缺乏信心。应热情接待就诊患者，多关心体贴患者，仔细倾听患者主诉，耐心与患者沟通，消除各种不必要的思想顾虑，树立信心，配合治疗。

5. 用药指导　局部使用类固醇药膏时，只要涂抹薄薄一层即可，用量太多会引起皮肤变薄、表皮血管扩张及皮肤出现皱褶等副作用。面部、外生殖器或皮肤皱褶处的皮疹只能用低效类固醇药膏。根据皮损不同形态给予不同外用药物治疗（表 4-6）。

表 4-6　皮肤损害与相应剂型的选择

疾病分期	皮疹特点	剂型
急性	红斑、丘疹、丘疱疹无糜烂渗出	粉剂、振荡剂
	水疱、糜烂、渗出	溶液湿敷、油剂
亚急性	有少许渗出	糊膏、油剂
	无渗出	霜剂、软膏
慢性	泛发慢性皮损	霜剂、软膏、醋剂
	局限性肥厚皮损	硬膏、软膏、乳剂
	单纯瘙痒而无原发皮损	醋剂、震荡剂、霜剂

【健康指导】

1. 尽可能寻找该病发生的原因，祛除诱因。保持心情舒畅，避免精神紧张、焦虑、忧郁等不良情绪。保持良好的心态。

2. 按时复诊，坚持用药。使用激素患者不可自作主张擅自减量或停药，以免发生反跳再次发病，造成严重后果。避免化学性物质和药物的刺激，定期复查血常规、肝肾功等。

3. 既要保持皮肤清洁，也不可过度洗浴而破坏皮肤的屏障功能。尤其是老年人和生活在北方干燥气候中的人，每次洗浴后涂抹润肤油。

4. 夏季应特别防晒，避免蚊虫叮咬。

5. 湿疹很难治愈，所以要以平和心态对待。戒烟、戒酒，生活规律，合理安排作息时间，不要熬夜，保证充足的睡眠。注意劳逸结合，坚持适度的体育锻炼。

6. 夏季不要长期封闭在空调室内,让皮肤正常排汗。

第三节　带状疱疹患者的护理

【概述】

带状疱疹(herpes　zoster)是由水痘 - 带状疱疹病毒引起,以周围神经分布的成簇丘疹、水疱,伴明显神经痛为特征的皮肤病。部分患者被感染后成为带病毒者而不发生症状。当抵抗力低下或劳累、感染时,病毒可沿神经纤维移至皮肤,使受侵犯的神经和皮肤产生强烈的炎症反应。皮疹一般有单侧性和按神经节段分布的特点,本病春秋季节多见,好发于成人,男性略多于女性,病程 2～4 周。

【临床表现】

发病前数日患者于发疹前可有轻度乏力、头痛、低热、纳差等全身症状,局部皮肤刺痛、烧灼感、瘙痒感或神经痛,随后 2～4 天开始发疹,水疱分批发出。皮损沿某一周围神经呈带状排列,多发生在身体的一侧,一般不超过正中线。5～8 天水疱干涸、结痂脱落后留有暂时性淡红斑或色素沉着。神经痛为本病特征之一,可在发病前或伴随皮损出现,儿童患者疼痛轻微,年老、体弱患者常较为剧烈。多累及肋间神经(图 4-6)。

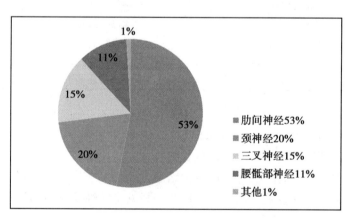

图 4-6　水痘 - 带状疱疹病毒侵袭神经分布

【辅助检查】

1. 实验室检查　白细胞计数升高,分类中淋巴细胞、单核细胞增多。荧光抗体染色法可提示细胞内水痘 - 带状疱疹病毒抗原,电镜下可见水痘 - 带状疱疹病毒颗粒。

2. 组织病理检查　皮肤病理活检可见表皮网状变形,呈多房性水疱,疱内有纤维蛋白、炎性细胞和变性细胞。重者可有血管炎表现。

【治疗原则】

减少疼痛，缩短疗程，促进愈合预防或减轻后遗神经痛为其治疗目的。

1. 系统治疗　抗病毒药物：可选用阿昔洛韦、伐昔洛韦或泛昔洛韦等抗病毒药物；也可选用阿糖腺苷、α-干扰素等。止痛药物：神经阻断剂等。营养神经药物：维生素 B_1、维生素 B_{12}。

2. 局部治疗　局部皮肤可用炉甘石洗剂外涂止痒，疱疹处可外涂抗病毒、抗生素软膏。局部疼痛患者也可用物理康复、针灸等方法辅助止痛。

【护理评估】

1. 健康史　询问患者既往是否有水痘、带状疱疹患者接触史，是否存在免疫力低下的情况，如感染、恶性肿瘤、过度劳累等。

2. 身心评估

（1）症状和体征：根据皮疹位置、性状、体征进行评估。

（2）心理-社会评估：评估患者的心理状态、家庭社会支持情况，有无重大生活事件发生等。

3. 相关治疗与检查　告知患者需要进行的实验室检查，同时注意追踪检查结果。

【护理问题】

1. 疼痛　与病毒侵犯神经有关。

2. 皮肤完整性受损　与带状疱疹致皮肤出现丘疹、水疱、结痂有关。

3. 体温过高　与局部感染有关。

4. 有感染的危险　与皮肤完整性受损、药物副作用有关。

【护理措施】

（一）一般护理

1. 根据患者病情，给予相应级别的护理。带状疱疹具有传染性，因此患者应安排单间、限制探视和陪住，避免交叉感染。

2. 病室每日定时通风、紫外线消毒。调整房间温度、湿度适宜。床单位及被服保持整洁，房间内用物应用消毒剂擦拭消毒。医护人员严格手消毒及无菌操作。

3. 监测感染征象　每日定时测量患者生命体征，遵医嘱定时查血常规、肝肾功。

4. 评估患者活动、饮食、睡眠及二便情况　指导患者服用营养丰富、高热量、清淡易消化的饮食，以增加营养，增强体质，提高抗病能力。多饮水，保持二便通畅。为患者提供安静、灯光柔和的睡眠环境，使其得到充足的睡眠时间。

（二）疼痛护理

1. 保持环境整洁、安静。

2. 与患者充分交流沟通，评估患者疼痛的原因、部位、性质和程度等。指导患者自我观察疼痛的特点，提前预防用药。

3. 指导患者分散注意力，如看书、看报，听收音机等，并根据体力，适量进行活动，以促进睡眠。

4. 遵医嘱局部给予冷敷、红光照射或氦氖激光照射等。必要时遵医嘱给予患者营养神经、镇痛、镇静药物。药物宜睡前服用，以促进睡眠。密切观察患者用药后的效果和不良反应，及时反馈医生进行调整。

5. 注意局部皮肤保护，应穿着柔软、干净的衣裤，避免摩擦而引起的疼痛。

（三）心理护理

1. 评估患者心理状态，观察患者行为，倾听患者主诉。

2. 给予患者疾病相关知识宣教，用药指导，使其易于接受治疗、主动配合。

3. 患者疼痛时陪在身边进行安抚，缓解紧张患者焦虑的心情。

4. 了解患者既往的生活习惯，合理安排锻炼及社交活动，营造良好的环境气氛，与患者共同寻求放松及增加舒适度的方法。

（四）皮肤专科护理（图4-7）

1. 皮损、水疱部位用无菌生理盐水清创2次/日。较小水疱可自行吸收。较大水疱需用无菌注射器抽吸水疱。注意防止继发感染。

2. 遵医嘱外用收敛剂，如炉甘石洗剂，2次/日。以减轻急性期的局部肿胀。渗出明显处，可用3%硼酸液湿敷，2次/日。

3. 疱壁破损处，应局部暴露，保持清洁干燥，以促进结痂。

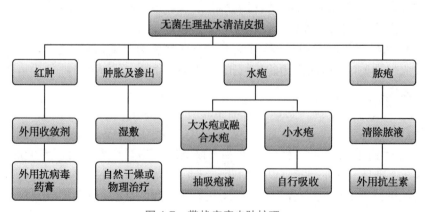

图4-7　带状疱疹皮肤护理

4. 如有脓疱，提示已有感染，应严格无菌操作，用无菌针头轻轻挑破，抽出脓液，外用抗生素药膏。

5. 观察患者疱壁的干燥程度，如水疱已经干涸，此时可以在无菌操作下清除掉所有坏死疱壁，暴露出溃疡面，加速创面的愈合。

6. 指导患者保持全身皮肤清洁，勤洗头、洗澡剪指甲，避免抓挠，保护皮肤。

（五）用药护理

1. 遵医嘱用药，不能擅自增、减、改、停药。

2. 首选抗病毒药物阿昔洛韦可引起肾损害，应用时，应避免静脉滴注剂量过大，速度过快，浓度过高。要监测尿常规和肾功能变化。用药期间应摄入充足的水，防止药物沉积于肾小管内，引起肾损害。

3. 激素　合理、早期应用皮质激素可抑制炎症过程，减少后遗神经痛的发病率。但有可能使疾病播散。因此免疫反应差、年老体弱者不能应用。

【健康指导】

1. 尽量避免搔抓，穿着清洁柔软的棉质衣物，减少摩擦，防止皮损处继发感染，勤换衣物。

2. 饮食清淡，避免进食辛辣刺激性食物。

3. 情绪乐观，按时遵医嘱用药。

4. 建立良好的生活习惯，适量运动，避免过劳。

（李　念）

第四节　大疱性类天疱疮患者的护理

【概述】

大疱性类天疱疮（bullous pemphigoid）是一种表皮下水疱性皮肤病，好发于老年人，以紧张性大疱为特征，多无黏膜损害，小部分患者在口腔上出现非瘢痕性水疱和糜烂。

【临床表现】

本病多见于 60 岁以上的老年人，儿童也可发病。种族和性别无明显差异。开始通常为瘙痒和四肢的非特异性皮损，瘙痒可持续几天到几年。在水疱出现前，常有一定形状的暗灰色红斑出现，类似多形红斑或疱疹样皮炎。前驱期后，在红斑或正常皮肤上出现紧张性大疱，好发于胸腹、腋下、腹股沟、四肢屈侧，一周内可泛发至全身。15%～30% 的患者皮损可局限分布，如躯体、下肢尤为常见。水疱自樱桃大至核桃大，最大直径大于 7cm，呈半球状，疱壁紧张，疱液澄清，久之因纤维蛋白凝固浑浊呈胶样，有时也带血性。疱壁较厚,可数天不破溃。尼氏征阴性。水疱破裂后糜烂面不扩大且愈合较快,痂脱落后留有色素沉着。8%~39% 的患者可有黏膜损害,多在皮损泛发其或疾病后期发生主要侵犯舌、唇腭、颊、咽、会厌、外阴、肛周、食管等处黏膜,黏膜上发生小水疱,糜烂较易愈合。

【辅助检查】

1. 组织病理 取早期水疱,见水疱位于表皮下,真皮浅层嗜酸性白细胞为主浸润。取红斑检查,见真皮乳头水肿,浅层多数嗜酸性白细胞浸润,有时见嗜酸性白细胞侵入表皮形成嗜酸性海绵水肿。

2. 免疫荧光检查 取大疱边缘正常皮肤做直接免疫荧光检查,示基底膜带带状 IgG、C_3 沉积。间接免疫荧光检查示 70% 以上活动期患者血清中有抗基底膜带抗体。

【治疗原则】

1. 糖皮质激素 对于局限性类天疱疮,可首选先试用强效糖皮质激素霜剂。局部应用糖皮质激素还可减少系统糖皮质激素的用量。对于轻型患者,推荐泼尼松起始量为 20mg/d 或每天 0.3mg/kg。中度病例起始量为轻型的 2 倍。严重的患者推荐量为 50~70mg/d 或每天 0.75~1mg/kg。

2. 免疫抑制剂 不推荐单独使用。但在皮质激素剂量不能减至可接受水平时,方可使用,常用硫唑嘌呤。

3. 抗生素 对轻到中度病情,可单独应用四环素,或四环素联合烟酰胺,红霉素与烟酰胺联用。

4. 其他 有报道麦考酚酸莫酯、来氟米特、血浆置换、静脉丙球治疗有效。

【护理评估】

1. 健康史 询问患者四肢皮损时间,瘙痒持续时间。有无黏膜损害。既往身体情况。

2. 身体—心理评估 评估患者心理状态,家庭社会支持情况,有无重大事件发生。

3. 既往检查治疗 评估患者起病时治疗方法及用药、反复发作几次、用药到多大剂量可以控制病情、用药到多大量时开始复发、皮损情况。

【护理问题】

1. 组织完整性受损 与水疱糜烂面及黏膜受损有关。

2. 有感染的危险 与皮肤破损面积、服用激素及免疫抑制剂导致抵抗力下降有关。

3. 疼痛 与皮肤破溃糜烂,及黏膜受损有关。

4. 肢体活动受限 与老年人长期卧床及皮损面积部位有关。

5．睡眠型态紊乱　与皮损瘙痒或疼痛有关。

【护理措施】

（一）一般护理

1．饮食护理　进食易消化、无刺激性食物。多食高蛋白、高热量、多维生素食物，加强营养。如出现口腔黏膜损害时可进食流食或半流食，食物温度宜温凉，老年人进食速度宜慢。

2．二便的护理　长期使用激素的患者会存在便秘的问题，向患者宣教相关知识，帮助患者进行自我护理：如在不影响血糖、血压等指标的情况下可进食利于通便的食物，如香蕉，但不可大量食用粗纤维的食物，避免刺激消化道而引起出血或遵医嘱口服通便药，并观察用药后的效果；遵医嘱给予外用通便剂。

3．对于睡眠形态紊乱的患者，遵医嘱给予镇静安眠药，保证睡眠，利于身体恢复。

4．活动与休息　帮助患者制定身体锻炼的计划——根据身体条件先从床旁活动开始，逐步过渡到病室范围内活动，最后可在院区内快步行走，每次活动强度以额头微微出汗为宜，避免劳累。

5．长期卧床的患者注意加强生活护理　做到六洁（手足、头发、口腔、皮肤、会阴及床单位）四无（无压疮、无坠床、无交叉感染、无烫伤）。勤翻身、拍背，按摩骨突处，促进局部血液循环，可给予防压疮保护贴保护，防止压疮和肺炎发生。按摩双下肢避免血栓的形成。

（二）专科护理

1．急性期

（1）预防感染：将患者置于单人病房实行保护性隔离，严格限制探视人数。保持病房内环境的安静，避免零散操作及外界干扰。医护人员进入病室前须戴帽子、口罩，接触患者前要洗手或戴手套。换药时严格注意无菌操作，必要时穿隔离衣，以避免感染等并发症的发生。病房保持空气流通。保持病室内地板的清洁干燥及床单位、物品的整洁，每日协助患者将病室环境加以整理后，并用0.5‰含氯消毒剂擦拭消毒1～2次。保持患者床单、被罩、枕套、毛巾垫等的清洁、无污，每日更换1～2次。

（2）黏膜的护理：出现口腔黏膜损害时应加强口腔护理，选用合适漱口液（抗真菌含漱液、止痛含漱液）。饭前饭后勤漱口，嘱患者先用清水漱口后再进行漱口水含漱，多含一些时间，让含漱液发挥最大效果。

（3）创面的处理：原则是保持皮肤黏膜的完整，控制感染的发生。大水疱予无菌注射器抽吸（注意观察水疱的个数、疱液的性状），小水疱待其自然吸收；红斑瘙痒处遵医嘱外用激素或止痒药膏；全身大面积糜烂的患者遵医嘱进行 1∶8000 的高锰酸钾溶液浸浴,不能活动的患者也可用无菌生理盐水清洁创面(建议予患者清洁创面前先进行创面的细菌培养),无菌凡士林纱布贴在创面,如患者创面培养出细菌,可以遵医嘱涂抗生素药膏后凡士林纱布贴上,起到保护创面的作用;持续烤灯治疗,减少渗出,保持皮损干燥;鼓励患者多站立,不能站立的患者嘱其侧卧位,减少创面受压面积。为患者换药时注意给患者保暖,室温调高。操作流程见第二章第五节疱病清创术。

(4)治疗类天疱疮最新治疗与护理方法:为减少口服糖皮质激素的用量,先给予患者中低量糖皮质激素静脉输液或口服,同时外用强效激素药膏封包皮损。具体方法:先 1∶8000 的高锰酸钾溶液泡浴或生理盐水清洁创面,抽吸疱液后头皮、躯干、四肢、手足皮损厚涂卤米松软膏,再涂凡士林封包住卤米松软膏,穿上干净的病号服,每日 2 次。此方法减少了糖皮质激素的使用量,治疗效果明显,患者易于接受。

2.恢复初期 观察患者有无新发水疱,全身散在破溃面外用抗生素药膏。嘱患者可病室内活动,减少人员接触。

3.恢复期 嘱患者可病房范围内活动,避免劳累,避免蹲起等动作,穿防滑鞋,穿合适的服装,防止跌倒的发生。减少人员接触,防止肺部感染的发生。遵医嘱按时服药。

(三)用药护理

给予患者每阶段治疗用药知识宣教,告知患者激素药物的副作用,为避免副作用的发生配合治疗。糖皮质激素的副作用观察。

1.肺部感染 观察患者口腔卫生情况,有无咳嗽、咳痰,发热,胸闷憋气等症状及主诉,定期胸部 X 线片检查。

2.电解质紊乱 主要以血钾、血钙降低为主要表现,观察患者有无主诉乏力、腿抽筋、蹲起费力,上台阶费力等。

3.低蛋白血症 定期复查血生化,观察患者下肢有无水肿主诉。

4.消化道溃疡、消化道出血 定期复查大便潜血,观察患者有无腹痛症状。

5.血压升高,血糖升高 定期监测血压、血糖,观察患者有无头晕、头痛、出虚汗等症状。

6.神经系统症状 观察患者睡眠状况,是否突然出现精神亢奋、多语等症状。

7.便秘 每日询问患者排大便情况。

8.皮肤出现毛囊炎 观察患者皮肤情况。

(四)心理护理

1.多与患者沟通、交谈,改变患者不正确的认知、不良的心理状态,调整患者情绪,调动主观能动性,建立信任,使患者感到安全,以良好的心理接受治疗及护理。

2．对患者进行疾病宣教、用药宣教,使患者明确自身疾病和用药情况,可消除患者的恐惧心理。

【健康指导】

1．嘱患者使用激素药物必须遵医嘱按时服用,切勿私自减量停药。

2．观察激素药物副作用,如糖尿病、高血压、电解质紊乱、骨质疏松等,出现后及时治疗并发症。告知患者在长期使用激素时及时补充钙剂、钾剂,抑制胃酸及胃黏膜保护剂等。

3．减少感染机会,避免着凉、感冒。勿去人多的地方,远离呼吸道传染病患者。

4．增加营养,提高免疫力,适当锻炼,伴有糖尿病的患者注意控制饮食。伴有高血压的患者注意休息,并遵医嘱使用降糖药及降压药。

5．长期卧床的老年人,应加强翻身,拍背、按摩骨突受压部位,可以给予骨突部位贴减压贴保护,防止发生褥疮和肺部感染。按摩双下肢防止血栓的形成。

6．定期门诊复查,使用激素药应严格遵医嘱服用,不可自行加减药量,定期化验生化指标。

第五节 药疹患者的护理(重症多形红斑型药疹)

【概述】

本病为急性皮肤炎症疾患,皮疹多形,常伴黏膜损害。重症型有严重的黏膜和脏器损害。本病春秋季好发,女性多于男性,以10～30岁年龄组发病率最高。

重症多形红斑型药疹主要的致病因素为药物,明显有关的药物有以下三类(图4-8)。

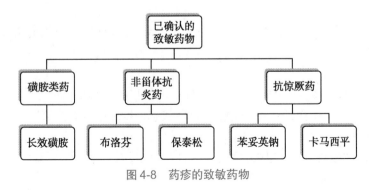

图4-8 药疹的致敏药物

【临床表现】

突然起病，高热、头痛、乏力、口腔与扁桃腺肿痛。患者全身情况严重，短期内进入衰竭状态，脉搏细弱，呼吸快，可发生虚脱、昏迷和抽搐。皮肤损害常为水肿性红斑、水疱、大疱、血疱和瘀斑等，广泛的分布于身体各处。有时皮疹数目不多，但黏膜损害广泛而严重，口腔、鼻、咽、眼、尿道、肛门和呼吸道黏膜广泛累及，发生大片糜烂和坏死，出现严重毒血症状，患者可伴发支气管肺炎、消化道出血、关节炎、心肌炎、心包炎、脑水肿和肝肾损害而死亡。

本病的眼损害是严重的，发生率高，根据 Asbby 统计为 91%。眼损害包括角膜炎、角膜溃疡、虹膜炎、虹膜粘连、浆脓性结合膜炎，后者常使上下眼睑黏结一起。眼损害可造成视力减退以至于失明。本病常见于儿童，男性多见于女性，病程 3～6 周，若不及时抢救可死亡，死亡率为 5%～15%。

【辅助检查】

1. 组织病理　表皮细胞内和细胞间水肿，重时可形成表皮内疱，伴基底细胞液化。表皮内可见坏死的角质形成细胞是本病的特征。

2. 皮肤专科检查　皮损分布的部位评估；皮损的面积评估；皮损的外观形态评估等。

3. 实验室检查　血白细胞计数增高，血沉加快，抗"O"值增高，C反应蛋白阳性，低蛋白血症，水电解质紊乱，贫血。如有肾脏损害，可有蛋白尿、血尿、尿素氮增高。

【治疗原则】

1. 首先停用可疑致敏药物。

2. 早期足量的糖皮质激素治疗是降低病死率的关键。

3. 静脉输注人丙种球蛋白（IVIG）　IVIG 与糖皮质激素联合应用可降低其副作用的发生，缩短治疗时间。

4. 保持水、电解质平衡，增加营养。

【护理评估】

1. 健康史　评估患者既往身体状况，有无用药过敏史，近期有无用药，找到可疑药物。

2. 身心评估

（1）症状和体征：根据皮疹位置、性状、体征进行评估。

（2）心理 - 社会评估：评估患者心理状态，家庭社会支持情况，有无重大事件的发生。

3. 既往检查治疗　发病后采用何种治疗方法，用药，是否有疗效。目前皮肤及黏膜状况。

【护理问题】

1. 疼痛　与重症多形红斑型药疹导致局部皮肤、黏膜破溃、糜烂有关。

2. 皮肤完整性受损　与重症多形红斑型药疹导致局部皮肤、黏膜破溃、糜烂有关。

3. 有感染的危险　与重症多形红斑型药疹导致局部皮肤、黏膜破溃、糜烂，治疗过程中需要大剂量应用皮质类固醇药物有关。

4. 活动受限　与黏膜破溃糜烂部位有关。

5. 体温过高　与重症多形红斑型药疹导致体温调节功能受损有关。

6. 营养失调：低于机体需要　与重症多形红斑型药疹导致口腔黏膜破溃，进食减少有关。

7. 自我形象紊乱　与重症多形红斑型药疹导致局部皮肤水肿性红斑、黏膜充血、破溃、糜烂有关。

【护理措施】

（一）一般护理

1. 饮食护理　鼓励患者多饮水，以尽快帮助机体排出致敏药物。进食易消化、无刺激性食物。多食高蛋白、高热量、富含维生素的食物，加强营养，提高机体免疫力。进食流食或半流食，食物温度宜温凉。若有进食困难，可遵医嘱首先经静脉给予胃肠外营养，然后再逐渐进食流食或半流食，并可适当加入治疗性膳食。选用合适的漱口液，饭前饭后勤漱口。

2. 使用激素的患者会存在便秘的问题，可调整饮食，或遵医嘱用通便药。

3. 对于睡眠形态紊乱的患者，遵医嘱给予镇静安眠药，但一定要询问药物过敏史。

4. 活动与休息　鼓励患者适当病室范围内活动，避免劳累。

（二）专科护理

1. 高热期间密切观察体温变化，避免使用药物降温，以冰袋物理降温为宜。同时观察、记录降温效果。发热出汗较多时，应及时擦干汗液，更换衣被，防止受凉。

2. 史蒂文 - 约翰逊（Stevens-Johnson）综合征的黏膜损害广泛而严重，针对不同部位的黏膜，采取不同护理措施（表4-7）。

表4-7　黏膜的护理措施

部位	护理措施
口腔	糜烂、破溃时禁止刷牙，指导患者饭前、饭后及睡前正确使用漱口液漱口。口唇处糜烂、渗液使用激素类药物冷湿敷，可有效减少渗出。
鼻腔	破溃、粘连给予复薄油滴鼻剂滴鼻，每日4次。

部位	护理措施
眼	0.9% 氯化钠溶液冲洗双眼，每日 2～3 次，根据糜烂严重程度使用滴眼液滴眼或自家血清滴眼，每日 2～8 次。
外阴和肛周	破溃、糜烂创面给予暴露疗法。局部用无菌 0.9% 氯化钠溶液清洁，每日 2 次。渗液处给予烤灯照射。

3. 保持皮肤黏膜的完整，保持全身干燥，水疱给予无菌注射器抽吸。皮肤红斑、瘙痒可对症外涂炉甘石洗剂，每日 2 次。

4. 将患者置于单人病房实行保护性隔离，严格限制探视人数。保持病房内环境的安静，避免零散操作及外界干扰。医护人员进入病室前须戴帽子、口罩，接触患者前要洗手或戴手套。换药时严格注意无菌操作，必要时穿隔离衣，以避免感染等并发症的发生。病房保持空气流通。保持病室内地板的清洁干燥及床单位、物品的整洁，每日协助患者将病室环境加以整理后，并用 0.5‰含氯消毒剂擦拭消毒 1～2 次。保持患者床单、被罩、枕套、毛巾垫等的清洁、无污，每日更换 1～2 次。

（三）用药护理

1. 在使用大剂量激素减量过程中，也应注意皮疹有无复发或反跳，及时准确地为医生提供患者的病情变化，使其合理地调整治疗方案。由于激素用量大，时间相对较长，应警惕发生各种不良反应，如高血压、高血糖、低血钾、低钙、继发感染、精神异常、消化道出血等。故应注意体重及水电解质的变化，定期查血生化、便常规及潜血、分泌物培养。

2. 在使用 IVIG 的注意事项　4℃冰箱保存，输液前须提前置于常温下复温。输液前后均需要使用 0.9% 氯化钠溶液冲洗输液管。输液过程中控制输液滴速在 60 滴 / 分以下，严密观察患者的反应，注意有无输液反应、过敏反应的发生。

3. 慎用抗生素等易致敏的药物，防止病情的反复。

（四）心理护理

1. 使用倾听技巧，了解患者的心理变化。针对患者的心理状态、情绪不同，因人而异采取疏导、劝导、解释、安慰、暗示等手段，有的放矢地进行护理教育及个人心理护理指导。针对患者不同心理进行不同的教育与指导，特别是对文化水平较低的患者反复多次进行指导，使他们对教育内容能够理解、遵守、接受。

2. 患者卧床期间可收听音乐、广播等，也可让家属为其读报，既增加了感官刺激，又增加了患者与家属沟通和交流的机会。

3. Stevens-Johnson 综合征发病急、起病重，且病情进展迅速，常使患者身心承受着巨大压力，患者常产生焦虑、恐惧、抑郁、情绪不稳定、悲观、绝望、厌世、轻生、孤独感、对生活失去信心等不良情绪反应。护士应多与患者沟通，多关心患者、鼓励患者，耐心细致地解答患者的疑问。护士通过语言、表情、态度、行为等多方面影响患者的感受和情绪，使之感到温暖，从而减少顾虑，增强战胜疾病的信心，积极配合治疗。

4. 治疗操作过程中，针对患者的抵触情绪，护士不可急躁、埋怨患者，应多使用鼓励性语言，以分散患者注意力，并注意动作轻柔，避免粗暴动作造成患者的疼痛。

【健康指导】

1. 牢记过敏药物，避免再次使用致敏药物。

2. 嘱患者使用激素药物遵医嘱按时服用，切勿私自减量停药。

3. 观察激素药物副作用，如糖尿病、高血压、电解质紊乱、骨质疏松等。出现后及时治疗并发症。告知患者在长期使用激素时应及时补充钙剂、钾剂、抑制胃酸及胃黏膜保护剂等。

4. 减少感染机会，避免着凉、感冒。勿去人多的地方，远离呼吸道传染病患者。

5. 增加营养，提高免疫力，适当锻炼，伴有糖尿病的患者应注意控制饮食，保持心情舒畅，避免情绪刺激。伴有高血压的患者应注意休息。要遵医嘱使用降糖药及降压药。

6. 定期门诊复查，使用激素药应严格遵医嘱服用，不可自行加减药量，定期化验生化指标。

（董　琦）

第六节　足癣患者的护理

【概述】

足癣（tinea pedis）是皮肤癣菌侵犯足跖部、趾间的皮肤所引起的浅部真菌性皮肤病，俗称"脚气""香港脚"。足癣是由致病性皮肤丝状真菌在足部引起的皮肤病，在我国南方常见，有些经常穿着胶鞋的工种中，患病率高达 80% 以上。足癣具有传染性，可通过共用鞋、袜、毛巾、盆、浴缸等途径传播，病变常不被重视、迁延不愈，可自体传染为体、股癣、手癣、甲癣等。

【临床表现】

根据足癣致病性真菌的种类、患者卫生习惯和体质不同，其临床表现也有差别，常见 5 种病型（表 4-8）。

表 4-8 足癣的临床表现

分型	形态	部位	好发季节
角化过度型	无水泡及脓疱,粗糙无汗	足跟、足跖、足旁	寒冷季节
丘疹鳞屑型	针头大小的丘疱疹及疱疹,瘙痒、脱屑	足跖、趾间	无
水疱型	呈群集或散发的小水疱,伴瘙痒	足跖及足缘	热天多见
趾间糜烂型	表皮角质层增厚,湿润浸渍而发白、糜烂,伴多汗	第三四趾间	夏季加重冬季减轻
体癣型	由上述诸型发展至足背而来,呈弧或环状的边缘	下肢	无

【辅助检查】

1. 实验室检查 刮取皮损边缘的鳞屑、挑取疱液或脓液做真菌直接镜检呈阳性,真菌培养可确定菌种。

2. 组织病理检查 H. E. 染色片急性期可见表皮有细胞间水肿、海绵形成、细胞浸润,水疱位于表皮角层之下,可有角化不全。慢性期有角化过度、棘层增厚及炎性细胞浸润。组织病理片 PAS 染色可见角质层内找到真菌菌丝。

【治疗原则】

治疗的目标为清除病原菌,解除症状,防止疾病的复发。

1. 局部治疗 根据皮损的类型选择不同的剂型:水疱型选择溶液剂,趾间型先用粉剂再用霜剂,鳞屑角化型选择霜剂、膏剂。

2. 系统治疗 目前常用系统治疗的药物为伊曲康唑和特比萘芬。但单纯口服药物治疗相对于外用药疗程短、依从性高、复发率低,但费用较高,起效较慢。

3. 联合用药 外用药和系统用药联合应用,保证疗效的同时还可以缩短疗程、提高患者的依从性。

【护理评估】

1. 健康史 询问患者及其亲属是否患过足癣,是否喂养猫狗等。了解患者的职业、生活习惯及生活环境,以明确诱因。

2. 身心评估

(1)症状和体征:根据皮疹位置、性状、体征、伴随症状进行评估。

(2)心理 - 社会评估:评估患者的心理状态、家庭社会支持情况,有无重大生活事件发生等。

3. 相关治疗与检查 了解患者既往治疗情况及目前需要进行的实验室

检查,同时注意追踪检查结果。

4. 专科检查

(1)评估患者足癣的皮损表现及分型,询问患者是否足部多汗等。

(2)询问患者有无继发感染:患者自觉瘙痒,常因抓挠引起细菌感染,除足癣外,可发展为甲癣、股癣及体癣,严重者可引起丹毒、蜂窝组织炎、淋巴管或淋巴结炎、"象皮腿"等。

【护理问题】

1. 舒适度改变　与足癣导致瘙痒、抗真菌药的副作用导致胃肠道症状,如恶心、呕吐等有关。

2. 疼痛　与足癣皮肤受侵犯,疱皮破损、糜烂面形成有关。

3. 有感染的危险　与皮肤完整性受损有关。

【护理措施】

(一)一般护理

1. 环境与休息

(1)根据患者病情,给予相应级别的护理。限制探视和陪住,避免交叉感染。

(2)病室每日定时通风。调整房间温度、湿度适宜。床单位及被服保持整洁,房间内用物应用消毒剂擦拭消毒。

(3)医护人员严格手消毒及无菌操作。

2. 监测感染征象　每日定时测量患者生命体征,遵医嘱定时查血常规、肝肾功。

3. 活动、饮食、睡眠及二便情况　指导患者服用营养丰富、高热量、清淡易消化的饮食,多饮水,保持二便通畅。保持良好的睡眠环境和充足的睡眠时间。

(二)皮肤护理

1. 水疱及糜烂皮损　先用3%硼酸溶液、1∶8000高锰酸钾溶液或10%冰醋酸液浸泡双足或冷湿敷,2次/日。也可采用氦氖激光局部照射,干燥后再外用较温和的抗真菌水剂和霜剂。

2. 鳞屑及角化过度皮损　先外用角质剥脱剂如水杨酸软膏、复方苯甲酸软膏等,严重者可试用封包法,待角质层变薄后,再外用抗真菌霜剂。

3. 丘疹皮损　直接外用抗真菌药膏。

(三)用药护理

1. 可用滑石粉、抗真菌粉(十一烯酸、癣退粉)、20%～25%六水氯化铝液控制足部多汗。滑石粉性柔软,化学性质稳定,对皮肤不但无任何刺激作用,还能吸收汗液、滑爽肌肤,但要注意,因为原料是滑石,存在破伤风孢子,所以滑石务必先经加热、环氧乙烷消毒。另外,如果皮肤有创口则禁用,但滑石粉在腹部、直肠、阴道等可引起肉芽肿，要慎用。

2. 合并细菌感染时，应先控制感染，使用抗生素药膏时应避免接触眼睛，若过敏或局部刺激，应立即停用。

（1）莫匹罗星：对与皮肤感染有关的各种革兰氏阳性球菌敏感。孕妇、乳母及肾功不良者慎用。

（2）环丙沙星：广谱抗菌药，抑制细菌 DNA 螺旋菌，为杀菌类抗生素。

（3）甲硝唑：具有杀菌抗炎作用。血液病者、抗凝剂使用者应注意药物相互作用，孕妇、乳母及儿童慎用。

（4）硫酸新霉素软膏（新霉素、硫磺）：抗菌、消炎，抑制皮脂分泌。如出现皮肤干燥应停药。

3. 抗真菌药膏为主要用药，应避免接触眼睛，若过敏或局部刺激，应立即停用。

（1）联苯苄唑：为广谱抗真菌药，抑制细胞膜的合成。副作用有局部刺激、过敏，孕妇慎用。

（2）环吡酮胺：为广谱抗真菌药。副作用少见。

（3）盐酸特比萘芬：广谱抗菌药，选择性抑制麦角固醇合成过程中所必需的角鲨烯环氧化酶。副作用有局部刺激。

（4）硝酸咪康唑：广谱抗真菌药，抑制真菌细胞膜的合成，影响其代谢过程。注意事项：症状消失后继续用 1 周。

4. 顽固性或严重感染者，可口服抗真菌药。注意事项是为了减少足癣复发，一定要保证足够的疗程。

（1）灰黄霉素：用于浅部真菌的治疗，对足癣有肯定的疗效。疗程 3～4 周。副作用有胃肠道反应、过敏等，妊娠、肝功不良、红斑狼疮及光敏感者禁用。

（2）氟康唑：为三唑类广谱抗真菌药，特异而有效地抑制真菌细胞的甾醇的合成，可用于治疗浅部真菌病，如足癣。疗程 3～4 周。副作用少见，可致肝酶升高，用药者需监测肝功能。

（3）伊曲康唑：为合成的广谱抗真菌药，为三氮唑衍生物，抑制真菌细胞膜的麦角甾醇的合成。疗程 1～2 周。副反应有胃肠道反应、肝酶升高等，宜餐后服药，用药者需监测肝功，孕妇及乳母禁用。

（4）特比萘芬：为丙烯氨类广谱抗真菌药，选择性抑制真菌的角鲨烯环氧化酶，使真菌细胞膜的形成过程中角鲨烯环氧化反应受阻，从而达到杀菌和抑菌作用。疗程 1～2 周。副作用有胃肠道反应、过敏，少数人有一过性味觉丧失，停药后可恢复。肝功不良者应减量，孕妇及乳母禁用。

（四）心理护理

1. 了解患者心理　一方面足癣所致的局部瘙痒、疼痛和烧灼感等影响患者的活动和生活；另一方面由于该病发病率高，易复发或再感染，反复的治疗易使患者对医护人员及治疗效果失去信心，加之足癣本身不会危及生命，多数患者对其不够重视，治疗常不坚持、不彻底，并通过相互接触传染，形成恶性循环。

2. 向患者详细说明预防、治疗足癣和预后的关系，如足癣的病因、临床表现、并发症、传播途径、预防措施、治疗方法、坚持彻底治疗对于个人及社会的意义等，以取得患者的信任和配合，以促进疾病的康复。

【健康指导】

足癣是一种慢性、反复发作性的皮肤病，通常容易被大多数人所忽视，我们要提醒患者加以重视。治疗足癣宜早不宜迟，早期发现早期治疗，及时预防护理，这样不仅用药少，减轻患者的疼痛，而且可缩短病程有利于痊愈。同时本病的预防关键还在于注意个人、家庭及集体卫生。

1. 注意个人卫生习惯，注意脚部清洁，保持皮肤干燥，养成每天洗脚的好习惯，勤更换袜子、鞋垫，袜子要翻过来清洗晾晒，并把鞋放在通风的地方，保持鞋内干燥、舒适。

2. 平时不宜穿运动鞋、旅游鞋等不透气的鞋子，袜子要以棉或亚麻等透气性能良好的袜子为主，以免造成脚部潮湿多汗，脚臭加剧，诱发足癣的发生。对于脚汗较多或职业需要穿长筒靴、胶鞋者，晚上将鞋放在通风处，也可将无水明矾或无水氯化钙等用纱布包好，放在鞋内吸潮，次日早晨再将纱布放在密闭容器内，以备再用。真菌对一般消毒剂及紫外线有一定的抵抗力，但真菌不耐热，故棉织袜可用开水洗烫和在太阳下暴晒消毒。趾缝紧密的人可用草纸夹在中间或选择分趾袜，以吸水通气。

3. 积极消除诱发因素，如脚汗等。家里宠物定期检查，有真菌感染的一定积极治疗，防止传染给家人。

4. 注意个人卫生和公共卫生，勿与他人共用拖鞋、浴巾、毛巾、鞋、袜子、脚盆等，以防止交叉感染，加强自我防范意识。尤其是家庭成员中有足癣病史的因接触密切，容易被感染，所以袜子、毛巾等一定要分开清洗，不共用剪指甲刀、拖鞋，接触病患处后一定要彻底洗手。

5. 饮食宜清淡，应多吃新鲜蔬菜和水果，多吃富含维生素B族的食物，如芦笋、瘦肉、蛋、牛奶、动物肝脏等，B族维生素可以调节皮脂腺分泌，增强皮肤抵抗力，勿吃容易引发出汗的食品，如辣椒、生葱、生蒜等。

6. 保持情绪稳定，心胸宽广，恬静，情绪激动容易引发多汗，加重脚臭，诱发本病。

7. 足癣是一种传染性皮肤病，应避免搔抓，防止自身传染及继发感染。

8. 用药治疗的同时，对于患者穿的鞋袜要进行消毒处理。可用日光暴晒或开水烫洗,最好用布块蘸 10% 福尔马林溶液与鞋袜一起装入塑料袋封存 48 小时,以达到灭菌的目的。鞋柜也要经常通风、晾晒;如果鞋柜不能移动,应定期用消毒液擦洗或是放入干燥剂,祛除潮气。

第七节　丹毒患者的护理

【概述】

丹毒(erysipelas)是由 B 型溶血性链球菌感染引起的皮肤及皮下组织内淋巴管及其周围软组织的急性炎症。该病主要是因为皮肤屏障破坏,病菌通过皮肤擦伤或细微的伤口侵入,特别是足癣和鼻炎常是引起小腿丹毒及面部丹毒的主要诱因。下肢丹毒多由足癣、趾甲真菌病、下肢皮肤破溃、静脉炎等引起;面部丹毒常由口、鼻、咽部炎症、挖鼻、耳等引起;婴儿丹毒常见于腹部,常因脐部感染引起;瘙痒性皮肤病、虫咬、接种、放射线损伤、皮肤皲裂或轻微摩擦、抓挠、外伤等可诱发;有时可通过接触污染的敷料、器械用具感染,机体抵抗力降低如糖尿病、慢性肾炎、营养不良、低丙球蛋白血症可促发。

【临床表现】

1. 一般表现　发病急骤,可伴有不同程度寒战、发热、头痛、恶心、呕吐、关节酸痛等前驱症状。继而出现水肿性红斑,界限清楚,表面紧张、灼热,迅速向四周扩大。

2. 特殊类型　由于皮损表现差别,可有不同类型,见表 4-9。

表 4-9　丹毒的分型及临床表现

分型	临床表现
水疱型	红肿斑片上发生含有浆液或脓性分泌物的水疱或大疱
脓疱型	同上
坏疽性	炎症深达皮下组织,迅速发生皮肤坏疽
游走性	皮损连续扩大且呈岛屿状蔓延
复发性	同一部位反复发作,每次发作时病情较前一次轻,可继发象皮肿

【辅助检查】

1. 血白细胞检查　当伴有全身中毒症状时,血白细胞总数增高及中性粒细胞增多。

2. 组织病理检查　真皮高度水肿,毛细血管和淋巴管扩张,可见血管和附属器周围有中性粒细胞、淋巴细胞和嗜酸性粒细胞浸润,以中性粒细胞为主。

3．细菌学检查　取皮损处分泌物或活检组织做培养，可明确链球菌是否存在。

【治疗原则】

1．全身治疗　患者卧床休息，对症治疗。早期、足量、有效的抗生素治疗是关键，首选青霉素，对于青霉素过敏的患者可使用红霉素、四环素或头孢类抗生素代替。对于发热的患者采用冰袋、温水擦浴等物理降温。若患者为复发性丹毒，要检查患者有无足癣，检查鼻前庭和外耳道有无感染，一并治疗。

2．局部治疗

（1）抬高患肢，患处用3%硼酸溶液湿敷或50%硫酸镁溶液湿敷，以达到抗炎、收敛、止痒的作用。

（2）配合一定的物理疗法，如音频电疗、超短波、红外线等。

（3）可以外涂抗生素类软膏，如莫匹罗星软膏，以达到抗菌止痛的效果。

【护理评估】

（一）健康史

1．了解患者既往有无挖鼻、耳、抓挠皮肤等不良行为。

2．有无某些部位的外伤及感染如口、鼻、咽、耳、脐部、下肢及足部等；有无瘙痒性皮肤病、虫咬、接种、放射线损伤、皮肤皲裂等，有无外界刺激物或污染物的接触史。

3．有无机体抵抗力降低的相关诱因如糖尿病、结核、慢性肾炎、营养不良、血液病等。

（二）身心评估

1．症状和体征评估

（1）询问患者前驱症状：有无畏寒、发热、头痛、恶心和全身不适等，局部有无烧灼感、疼痛和淋巴结肿大。

（2）询问皮损的具体情况：了解皮疹、红斑出现的时间、进展、颜色、形态、分型和部位；如有水疱，疱液的性质（水疱／血疱／脓疱），是否已形成坏疽，有无全身感染；局部皮损温度、有无隆起、蔓延情况，皮损消退后边缘是否隆起，有无脱屑、色素沉着等。

（3）询问患者的继发情况：如有坏疽，是否有全身感染；是否反复发作，出现慢性淋巴水肿，小腿丹毒是否形成象皮腿。

2．心理-社会评估　由于本病起病急，可呈游走性，且可反复发作，患者往往担心预后；部分患者出现的面部红斑及眼睑肿胀、睁眼及视物困难可影响患者的形象及生活；对于可能出现的寒战、高热及全身症状易使患者产生恐惧、焦虑、悲观等情绪，从而不利于患者配合治疗。

3. 相关治疗与检查　了解患者需要进行的实验室检查，同时注意追踪检查结果。

【护理问题】

1. 疼痛　与局部炎症有关。

2. 皮肤完整性受损　与皮肤出现红斑、皮疹、水疱、血疱，疱皮破裂及脱屑有关。

3. 体温过高　与局部感染及炎症有关。

4.（部分）生活自理能力缺陷　与面部丹毒所致视物困难、治疗要求患肢制动有关。

【护理措施】

（一）一般护理

1. 环境与休息

（1）根据患者病情，给予相应级别护理。患者应安排单间，限制探视及陪住人员，并限制患者间的相互接触，以避免交叉感染。

（2）病室每日定时通风，紫外线消毒空气，保持安静、温湿度适宜。墙面、地面及用物等均应使用消毒剂擦拭，床单位及被服保持整洁，用物专人专用。

（3）医护人员勤洗手，正确处理器械和敷料等，严格无菌操作规程。

2. 监测感染征象，每日定时监测患者生命体征，遵医嘱定时查血常规。

3. 饮食、睡眠与二便情况　指导患者选择营养丰富、高热量、清淡易消化的饮食，包括碳水化合物、优质蛋白、各种维生素等。避免食用海鲜、辛辣刺激食物，禁烟酒，因尼古丁可导致血管痉挛，加重患处疼痛。补充维生素 A，多饮水，保持大便通畅，并保证良好的睡眠环境和充足的睡眠时间。

（二）专科护理

1. 患者应卧床休息，小腿丹毒患者抬高患肢，充分暴露、制动，面部丹毒患者应取半坐卧位。患者应穿着宽松衣物，保持局部清洁，避免搔抓，避免接触热源、碰撞、感染。保持皮肤、黏膜的完整性及清洁。

2. 每日检查患者皮损情况，保持皮肤、黏膜的完整性及清洁，用无菌生理盐水清洁皮损每日 2 次。局部肿胀，可用 50% 硫酸镁液或 3% 硼酸溶液湿敷；有水疱形成时抽吸疱液，并遵医嘱外用抗生素软膏（图 4-9）。

3. 指导患者保持全身皮肤清洁，勤洗头、洗澡、修剪指甲，尤其是糖尿病患者，应每日检查双足，避免足部外伤、烫伤及冻伤等。保持口腔清洁，避免呼吸道感染；积极治疗鼻炎、足癣等局部病灶。

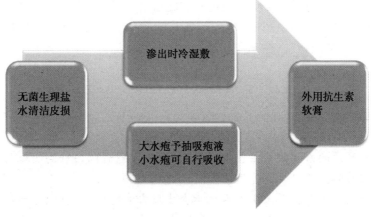

图 4-9　丹毒皮损护理流程

4．疼痛　本病有皮肤红肿灼痛的症状，有的甚至有水疱、破溃发生，嘱患者保持局部皮肤清洁，避免搔抓，对症治疗，并将患肢抬高，高于心脏水平，以促进静脉回流，并注意防止下肢动脉堵塞，以减轻肢体疼痛，减少肿胀。疼痛时可用冰袋湿敷，配合氦氖激光照射治疗，缓解疼痛，加快炎症消散。

（三）心理护理

1．观察患者言行，倾听患者主诉，评估患者心理，与患者共同有针对性地提出、分析并解决问题。呼叫器置患者手边，多巡视，满足患者的生活需要。

2．由于面部丹毒患者视物不清，下肢丹毒患者腿部肿胀而致患者活动受限，生活不能完全自理以及对本病的不了解，产生恐惧、忧愁、紧张不安的心理我们要耐心地给予患者讲解丹毒的相关知识，包括病因、治疗方案、皮肤感染的有害因素及预防方法等，使患者信任医护人员、树立治病的信心、配合治疗。

3．了解患者既往的生活习惯，合理安排锻炼及社交活动，营造良好的环境气氛，与患者共同寻求放松及增加舒适度的方法。

4．积极配合医生检查和治疗全身疾病，如糖尿病、结核、慢性肾炎、营养不良、血液病等。

（四）用药护理

1．遵医嘱用药，不能擅自增、减、改、停药。

2．全身治疗首选青霉素，使用前首先要详细询问患者过敏史，再做青霉素皮试，有过敏史者及皮试阳性者禁用。其次需备好抢救设备、用物及药品。

青霉素液需现用现配,要注意药物间的配伍禁忌及增强抗凝药药效的作用,使用期间须密切观察用药反应,大剂量青霉素治疗者要注意神经症状、出血、溶血、水及电解质紊乱、酸碱平衡紊乱和肝肾功能等。

知识点

青霉素的使用注意事项

青霉素的杀菌效果主要取决于血药浓度,短时间内较高的血药浓度对治疗有利。所以输液时间掌握在30分钟之内。

大剂量青霉素首次进入人体后会出现吉海反应,又称治疗后加重反应,是由于短时间内螺旋体大量死亡,释放出大量菌体蛋白(内毒素),引起机体出现中毒反应,主要表现为高热、头痛、寒战、肌痛、心动过速、中性粒细胞增加、血管扩张伴有轻度低血压、皮损加重。

强的松和地塞米松作为肾上腺皮质激素类药物,具有抑制免疫、抗炎等作用,可以降低螺旋体抗原对机体激发的过敏反应,故治疗前肌注地塞米松或口服强的松可有效预防吉海反应的发生。

3. 长期大量使用抗感染药物易造成菌群失调,要观察患者口腔有无真菌感染。观察有无水钠潴留、血糖升高、出血倾向、骨质疏松等。

【健康指导】

由于患者和家属对疾病普遍缺乏认识,导致治疗不彻底或失治、误治,致使其反复发作,甚至长年不愈。故要对家属和患者做好评估,有针对性地做好宣教。

1. 注意个人卫生,保持皮肤清洁,要勤洗澡、勤换衣被、勤换鞋袜。

2. 改掉不良习惯,例如抠鼻孔、掏耳朵等习惯,及时治疗鼻炎及鼻黏膜溃疡,防止颜面丹毒的发生。

3. 积极治疗足癣、皮炎,正确处理瘙痒,切忌用手挠抓至皮肤破溃。

4. 护理好婴儿脐部,避免感染发生。

5. 防止接触传染,家庭可用消毒溶液擦拭、紫外线照射等方法,减少生活环境中活跃的病菌。

6. 丹毒初期,要及早妥善处理,在搔抓皮肤之后,局部出现色似玫瑰、周界清楚的片状红疹时,应高度警惕丹毒的发生,及时到医院治疗。

第八节　荨麻疹患者的护理

【概述】

荨麻疹（urticaria）俗称"风疹块"，临床极常见，是由于皮肤、黏膜小血管扩张及渗透性增加而出现的一种局限性水肿性反应。有15%～25%的人一生中患过荨麻疹疾病。其中10%的人单患血管性水肿，40%的人单患荨麻疹，50%的人有荨麻疹和血管性水肿的合并表现。根据病程持续时间，荨麻疹分为急性（6周内皮损消退）和慢性（皮损持续6周以上）两类。

【发病原因】

荨麻疹病因复杂，约3/4的患者不能找到原因，尤其是慢性荨麻疹。

1. 药物　许多药物常易引起本病，尤其是青霉素。通常是先产生对药物IgE抗体，或形成抗原抗体复合物而引起的反应。但有些药物本身就是组胺释放剂，例如吗啡、可待因、杜冷丁、多粘菌素、维生素B_1等。

2. 食物及食物添加剂　主要是动物蛋白性食物，如鱼、虾、蟹、肉类、蛋等；植物性食物如茄子、竹笋、菠菜、苹果及李子等蔬菜和水果。加入食物中的颜料、调味品、防腐剂，食物中的天然或合成物质包括酵母、水杨酸、柠檬酸等也能引起本病。

3. 吸入物　如花粉、动物皮屑、羽毛、真菌孢子、灰尘、甲醛等吸入均可发生荨麻疹，且这些患者常伴呼吸道症状。

4. 感染　各种感染因素均可引起本病，包括：

（1）细菌感染，如急性扁桃体炎、咽炎、脓疱病、疖、胆囊炎、阑尾炎、胰腺炎等。

（2）病毒，如病毒性感染的前驱期或黄疸期多见。柯萨奇病毒感染与传染性单核细胞增多症同荨麻疹的发生有直接关系。

（3）寄生虫，如疟原虫、蛔虫、钩虫、蓝氏贾第鞭毛虫等肠道寄生虫，以及血吸虫、丝虫、包囊虫等。

5. 还可通过昆虫叮咬、冷热刺激、精神及内分泌疾病、内科系统疾病、遗传等因素发病。

【临床表现】

常先有皮肤瘙痒，随即出现风团，呈鲜红或苍白色、皮肤色，少数病例可仅有水肿性红斑。风团的大小和形态不一，发作时间不定。风团持续数分钟至数小时，少数可长至数天后消退，不留痕迹。皮疹反复或成批发生，以傍晚发作者多。由于剧烈瘙痒可影响睡眠，极少患者可不痒。

部分患者可伴有恶心、呕吐、头痛、头胀、腹痛、腹泻，有的还可有胸闷、不适、面色苍白、心率加速、脉搏细弱、血压下降、呼吸短促等全身症状。

除上述普通荨麻疹外，还有几种特殊临床类型的荨麻疹：

1. 接触性荨麻疹　皮肤接触某些变应原后发生风团和发红。诊断接触性荨麻疹，可用致敏物质开放斑贴于正常皮肤，15～30 分钟后如发生风团即可确定。

2. 皮肤划痕荨麻疹　患者对于外来较弱的机械性刺激引起生理性反应增强，于皮肤上产生风团。多发生在患者搔抓后，或在紧束的腰带、袜带等处局部起风团。

3. 冷荨麻疹　常见于浸入冷水或接触寒冷处，数分钟内发生局部有瘙痒的水肿和风团。多见于面、手部，严重者身体其他处也可累及，患者经数月或数年后，对冷过敏可自行消失。

4. 热荨麻疹　局部皮肤受热后可在数分钟内出现发红、肿胀发硬，有烧灼刺痛感，并反复发生。少数患者可泛发全身，并伴有无力、潮红和虚脱。热脱敏有效。

5. 日光性荨麻疹　皮肤暴露与日光数分钟后，局部迅速出现瘙痒、红斑和风团。风团发生后，约 1 至数小时消退。发生皮疹同时可伴有畏寒、疲劳、晕厥、肠痉挛，这些症状可在数小时内消失。

【辅助检查】

1. 组织病理　真皮水肿，皮肤毛细血管及小血管扩张充血，淋巴管扩张，血管周围轻度炎症细胞浸润。水肿在真皮上部最明显，不仅表现在胶原束间，甚至在胶原纤维间也可见水肿而使纤维分离。胶原纤维染色变淡，胶原束间隙增宽。

2. 皮肤专科检查　光、运动和热水浴试验、直接皮肤划痕试验和皮内试验、斑贴试验等。

3. 实验室检查　白细胞增高、血沉增快、抗核抗体和血清补体阳性等。

【护理评估】

（一）健康史

1. 了解患者既往有无药物、食物过敏史。家族史对荨麻疹无临床诊断意义。20% 左右的患者既往有荨麻疹病史。

2. 了解患者既往有无瘙痒性皮肤病、虫咬、接种、放射线损伤、皮肤皲裂等，有无外界刺激物或污染物的接触史，有无慢性疾病，如系统性红斑狼疮、高血压、甲状腺功能亢进等。

（二）身心评估

1. 症状和体征　根据皮疹位置、性状、体征进行评估。

（1）询问患者前驱症状：有无畏寒、发热、头痛、恶心和全身不适等，局部有无烧灼感、疼痛和淋巴结肿大。

（2）询问皮损的具体情况：荨麻疹的部位、面积、外观形态、发生的时间及周期等，有无规律、诱因。

2．心理 - 社会评估　评估患者的心理状态、家庭社会支持情况，有无重大生活事件发生等。

（三）相关治疗与检查

了解患者需要进行的实验室检查、组织病理检查和专科检查等，同时注意追踪检查结果。

【治疗原则】

本病的根本治疗是除去病因，如不能除去则应减少各种促进发病的因素，特别是在物理性荨麻疹时。同时应避免加重皮肤血管扩张的种种因素。即使许多患者不能够发现病因，药物治疗也常能使疾病得到控制或治愈。

1．抗组胺药　可一代、二代抗组胺药结合使用。

2．糖皮质激素　为荨麻疹治疗的二线药物，一般用于严重急性荨麻疹、荨麻疹性血管等对抗组胺药无效时，或慢性荨麻疹严重激发时应用。

3．抗生素　由感染因素引起的可选用适当的抗生素。

4．局部治疗　局部外用安抚止痒药。局部使用避光剂对日光性荨麻疹有一定效果。

【护理问题】

1．潜在并发症是喉头水肿　与荨麻疹、血管性水肿侵犯呼吸道黏膜有关。

2．瘙痒　与荨麻疹、血管性水肿导致的皮肤风团有关。

3．睡眠型态紊乱　与荨麻疹、血管性水肿夜间突发风团，局部皮肤瘙痒有关。

【护理措施】

（一）一般护理

1．环境

（1）根据患者病情，给予相应级别的护理。限制探视及陪住人员，并限制患者间的相互接触，以避免交叉感染。

（2）病室每日定时通风，保持安静、温湿度适宜。墙面、地面及用物等均应使用消毒剂擦拭，床单位及被服保持整洁，用物专人专用。

（3）医护人员勤洗手，正确处理器械和辅料等，严格无菌操作规程。

2．每日定时监测患者生命体征，注意病情变化。

3．饮食、睡眠及二便的情况　指导患者选择清淡易消化的食物，避免食用海鲜、辛辣刺激食物和易过敏食物；多饮水，保持二便通畅；保证安静舒适的睡眠环境。

4. 戒烟戒酒，适当锻炼身体，放松心情，消除紧张、焦虑的情绪。

（二）专科护理

1. 瘙痒为本病的主要症状。减轻瘙痒的措施有：通过看电视、聊天、看书、看报、讲趣闻等分散注意力；避免用肥皂、热水洗澡，忌用手搔抓及摩擦；避免穿着粗、硬、厚及化纤衣裤；避免烈日下暴晒；保持室内适宜的温度、湿度，保持空气清新；加强宣教，嘱患者切勿将表皮抓破，强调保持局部皮肤完整、清洁、干燥的重要性。

2. 在治疗期间，患者病情会有多次反复，因此护士严密观察病情变化十分重要。患者皮疹的发生，腹部疼痛和腹泻等主诉，都提示病情的反复；随时和定时询问患者了解患者的呼吸情况；如果主诉咽部有异物感，提示患者有轻微的喉头水肿；如出现严重的憋气、呼吸困难等症状，则提示患者发生了喉头水肿的危急状况。

知识点

急性荨麻疹的抢救

荨麻疹引起的喉头水肿是呼吸道速发型变态反应之一，主要表现为喉部黏膜水肿，阻塞气道，是危及生命的疾病之一。

患者入院后评估患者呼吸道梗阻程度，准备好抢救用物和药品，协助医生做好相应的处理。

准备用物：气管切开包、气管插管、吸痰器、氧气和抢救药品等。

患者呼吸道梗阻未达到窒息程度时，仅伴随干咳、声音嘶哑、有憋闷感，此时应协助患者保持坐位或半坐卧位，吸氧，并遵医嘱给予患者注射肾上腺素，根据病情给予抗组胺药，待患者症状减轻，让患者安静休息，继续观察病情变化。

患者如出现明显的窒息情况，应立即通知医生，尽早对患者进行气管切开，以免延误病情。协助患者仰卧，肩下垫软枕，头向后仰，充分暴露喉部及气管，为患者建立静脉通路，以便随时用药。术中随时观察患者病情变化及生命体征的变化，发现异常及时处理。

---

3. 腹型荨麻疹应指导患者避免食用粗糙、带壳及硬的食物，以免加重腹痛及引起上消化道出血。准确记录出入量，避免发生水电解质失衡。

4. 遵医嘱红斑瘙痒处给予炉甘石洗剂外用，并指导患者涂抹外用药的正确方法。

（三）用药护理

1. 注意观察抗组胺药物的疗效及副作用，加强药物宣教，保证患者服药后的安全，阻止服药的患者驾车、开动转动的机器。

2. 治疗过程中使用大剂量糖皮质激素输注治疗时，滴速不宜过快，否则易引起心慌、头昏等症状，加强巡视，严密观察及时发现病情变化。同时倾听不适主诉，注意观察是否发生药物副反应，如高血糖、高血压、低血钾、消化道出血、低钙、精神异常等。

（四）心理护理

由于疾病的突发，病情的反复常使患者感到紧张、焦虑、恐惧、抑郁、无助、濒死、绝望等不良情绪反应，而不良的情绪又能加重荨麻疹的发生，造成恶性循环。护士要多与患者沟通、交谈，改变患者不正确的认知、不良的心理状态，调整患者情绪，调动主观能动性，树立战胜疾病的信心，以良好的心理接受治疗及护理。

【健康指导】

1. 嘱患者忌食辛辣、烟酒等刺激性食物，如辣椒、葱、姜、蒜及鱼、虾、蟹、海鲜等。不可暴饮暴食，要多吃清淡而富有营养的易消化食物，多食蔬菜水果。

2. 保持良好的心情，生活起居有规律，保持大便通畅。

3. 勿用热水及肥皂水烫洗皮肤。修剪指甲，避免抓挠，内衣宜选宽松柔软的棉质品，勿穿化纤的紧身内衣，以免刺激皮肤，加重瘙痒。

4. 尽可能地找出发病诱因并去除之，如禁用或禁食某些对机体过敏的药物或食物，避免接触致敏物品。

5. 出院后遵医嘱正确用药，如发现皮疹加重，及时就医。

（王　彤）

第九节　皮肌炎患者的护理

【概述】

皮肌炎（dermatomyositis）是以红斑、水肿为皮损特点，伴有肌无力和肌肉炎症、变性的自身免疫紊乱引起的结缔组织疾病。主要累及皮肤和血管，常伴有关节、心肌多器官损害。没有皮肤改变仅有肌肉受累者称为多发性肌炎（polymyositis）。本病的确切病因尚不清楚，各年龄组均可发病，成人皮肌炎在 40～60 岁时高发，常伴有恶性肿瘤。发病的女男性之比约为 2：1。儿童皮肌炎好发于 10 岁前，常伴有钙质沉积，预后相对较好。

【临床表现】

本病多为逐渐发病，少数患者急性起病，迅速发展。早期症状常为全身乏力及肌肉疼痛，其次为雷诺现象、关节痛等。皮肤表现与肌肉表现可同时发生，也可在其前后发生。

（一）皮肤表现

1. 皮肌炎有各种各样皮肤表现，其中特有的诊断是 Gottron 丘疹或 Gottron 征。面部以上眼睑为中心特殊的水肿性紫红色斑和甲周毛细血管扩张也具有诊断意义，还可出现在前额、颧部、鼻梁、鼻唇沟及颈前、胸上部（V 形分布）和颈后、上背、肩及上臂外侧（披肩样分布）。

> **知识点**
>
> **Gottron 丘疹**
>
> 常见于掌指 / 指（趾）关节伸侧的紫红色丘疹，其中心可发生萎缩并有色素减退和毛细血管扩张。一般发生于疾病后期，约 1/3 患者皮损消退遗留皮肤萎缩、毛细血管扩张和色素减退。Gottron 征为掌指 / 指（趾）关节伸侧、膝、肘关节伸侧及内踝对称融合的紫红色斑，伴或不伴有水肿。

2. "技工手"样变，指垫皮肤角化、增厚、皲裂。手掌、足底、躯干和四肢也可有角化过度伴毛囊角化；手指的掌面和侧面出现污秽、暗黑色的横条纹。因与手工劳动者的手部改变类似，故名"技工手"。

3. 其他皮肤黏膜改变包括非典型皮疹有一过性红斑、多形红斑、荨麻疹、结节性红斑、光感性皮炎、血管炎引起的皮肤溃疡等，头皮处可出现红色萎缩性斑块伴弥漫性脱发。30% 患者有雷诺现象。

> **知识点**
>
> **雷诺现象（也称雷诺综合征）**
>
> 因寒冷或情绪激动诱发肢端皮肤出现从苍白、发紫到潮红的三相反应。好发于秋冬季，青年女性多见。在结缔组织疾病患者中可累及肺脏、心脏、肾脏。

（二）肌肉表现

对称性近端肌无力是肌炎的主要临床表现。肌无力、肿胀、罹患肌肉自觉痛和压痛。以肩胛带、骨盆带肌受累最常见，其次为颈肌和咽喉肌，呼吸肌受累少见，眼轮匝肌和面肌受累罕见。表现为抬头抬臂困难、上下台阶困难、吞咽困难、声音嘶哑、吞咽呛咳、胃酸反流、胸闷、呼吸困难等。

（三）其他

1. 关节病变　关节肿胀疼痛类似类风湿关节炎症状。

2. 肺病变　5%~10% 患者可有间质性肺炎。

3. 心脏表现　较常见，表现为心律失常，如心悸、心律不齐。

4. 肾脏病变　较少见，病情活动时可出现蛋白尿。

5. 消化道病变　可出现吞咽困难、食道反流等，重症患者更多见。

6. 恶性肿瘤　皮肌炎患者恶性肿瘤并发率较高。患者的恶性肿瘤切除或治疗后皮肌炎可有好转。伴有恶性肿瘤的患者，其皮肌炎红斑损害更为明显，这种红斑称为恶性红斑。

【辅助检查】

（一）实验室检查

1. 常规化验　可见白细胞数正常或降低，蛋白尿，血沉增快。

2. 免疫学异常　血 IgG、IgA、IgM、免疫复合物以及 a2 和 Y 球蛋白可增高。补体 C_3、C_4 可减少。

3. 自身抗体检查　大部分患者的血清中可检出自身抗体，这些抗体可分为：

（1）只在炎性病中出现的肌炎特异性自身抗体；

（2）常出现在炎性肌病中但对肌炎无特异性的自身抗体；

（3）在肌炎和其他疾病重叠的综合征中出现的自身抗体。

> **知识点**
>
> ### 各类免疫抗体
>
> 伴发 SLE 者可检出抗 rRNP 及抗 Sm 抗体，伴发系统性硬化症者可检出抗 Scl-70 抗体。
>
> 伴发干燥综合征者可检出抗 SSA 和抗 SSB 抗体。此外还可检出抗肌红蛋白抗体、类风湿因子、抗肌球蛋白抗体、抗肌钙蛋白、原肌球蛋白抗体等非特异性抗体。

4. 血清肌酶谱检查　有助于诊断。在疾病过程中，血清中肌肉来源的酶可增高，其敏感性由高到低依次为肌酸激酶（CK）、醛缩酶（ALD）、天冬氨酸转氨酶（AST）、丙氨酸转氨酶（ALT）、乳酸脱氢酶（LDH）等。

5. 尿肌酸测定　在肌酶谱尚未增高之前尿肌酸排量即可增加，对本病无特异性。

（二）肌电图检查

在皮肌炎诊断上主要是用以证明为肌源性而不是神经源性病变。本病为肌源性萎缩相肌电图。

知识点

肌电图常见下列三种变化

1. 失神经纤维性颤动，即在罹患肌肉中产生失神经现象，结果呈现不规则、不随意的放电波形，安静时的附着电压也变化。

2. 对于收缩时可见低电压，即收缩不良性。正常电位在 1.5～2.0mV，皮肌炎时多半在 1mV 以下。

3. 出现短时波乃至复合波。

（三）组织病理检查

病变肌肉示局灶性或弥漫性肌纤维变性、坏死和纤维化，纤维间有淋巴细胞浸润；皮肤改变为表皮萎缩，基底细胞液化变性，真皮胶原纤维水肿，黏蛋白沉积，血管周围有淋巴细胞浸润。

（四）肌活检

应在有肌电图改变的肌肉病变部位做肌肉活检，病理改变通常表现为肌纤维变性或空泡性坏死，肌纤维粗细不一，有再生现象，间质有炎性细胞浸润和纤维化。

【治疗原则】

1. 查找诱因　排除药物、系统性疾病、恶性肿瘤等因素，及时对症处理。

2. 一般治疗　合理休息，预防感染，避免受凉。高维生素、高蛋白饮食支持及对症治疗。

3. 皮质类固醇　可减轻肌肉炎症，缩短肌肉各种酶活性恢复正常的时间。治疗开始多选用泼尼松。

4. 免疫抑制剂　对皮质类固醇无效的或因并发症不能耐受大剂量的患者，需加用一种免疫抑制剂。可用硫唑嘌呤或甲氨蝶呤。

5. 血浆置换　有 5%～10% 的患者对皮质类固醇和免疫抑制剂都无效，可推荐血浆置换。

6. 蛋白同化剂　可促进蛋白合成和减少肌酸尿的排泄。如丙酸睾酮、苯丙酸诺龙或司坦唑醇。

7. 其他　如新斯的明、大量维生素 E、维生素 C，中医治疗。

【护理评估】

1. 患者既往史评估

(1) 感染史：多种感染尤其是柯萨奇病毒、人类细小细胞病毒 B_{19}、丙肝病毒、流感病毒、EB 病毒、人 T 淋巴细胞病毒、人免疫缺陷病毒、弓形虫感染与皮肌炎的发病有关。

(2) 用药史　乙醇、D- 青霉胺、西咪替丁、羟基脲、非甾体抗炎药、抗生素、降脂药和疫苗等易诱发皮肌炎。

(3) 恶性肿瘤　常见的恶性肿瘤如乳腺癌、女性生殖系统肿瘤、肺癌、胃肠道肿瘤、白血病、淋巴瘤等，常与皮肌炎并发，可出现在皮肌炎之前或之后。

2. 身心评估

(1) 症状和体征：根据皮损位置、性状、体征并结合实验室检查进行评估。

(2) 心理 - 社会评估：本病呈进行性，机体功能逐渐降低，患者易产生恐惧焦虑心理，不利于治疗和护理的配合。

3. 患者肌功能分级评估　定期进行肌功能检查，利于判断病情及疗效（表 4-10）。

表 4-10　肌功能分级

1 级	上楼和梳头困难
2 级	须扶把手上楼；不能梳头
3 级	不能上楼；上肢不能抬举过肩
4 级	四肢均不能活动

【护理问题】

1. 疼痛　与疾病引起肌炎有关。

2. 躯体移动障碍　与疾病使肌肉功能受损有关。

3. 并发症　吞咽困难、呼吸困难　与疾病累及肌肉有关。

【护理措施】

（一）一般护理

1. 根据患者病情，给予相应级别的护理。使用激素及免疫抑制剂期间，患者应安排单间，限制探视及陪住人员，以避免交叉感染。急性期肌肉肿胀、疼痛明显时，应绝对卧床休息，缓解期再酌情安排轻微活动。

2. 病室每日定时通风、紫外线消毒。调整房间温度、湿度适宜。床单位及被服保持整洁，房间内用物应用消毒剂擦拭消毒。医护人员严格手消毒及无菌操作。

3. 每日定时测量患者生命体征，评估患者肌肉受累情况。遵医嘱定时查血常规、肝肾功。

4.评估患者活动、饮食、睡眠及二便情况,指导患者选择营养丰富、高热量、清淡易消化的饮食。禁吸烟饮酒,少食油腻性食物;勿饱食。尽可能不进食海产品(鱼、虾、蟹)等易引起过敏的食物,忌食辛辣刺激食物(葱、姜、蒜等)。保持二便通畅,并保证良好的睡眠环境和充足的睡眠时间。

(二)心理护理

评估患者心理状况,倾听患者主诉。劳逸结合,保持心情舒畅,适度运动。保持平和的心态,树立战胜疾病的信心。

(三)皮肤护理

1.注意保护皮肤,尽量避免日光直接照射及冷热刺激,外出时戴帽子、手套、穿长袖衣服或打伞等。

2.注意皮肤清洁,温水洗浴,选用偏酸性或中性浴液或皂类,避免使用化妆品、染发剂。避免接触农药及某些装饰材料。

3.急性期皮损表现为红肿、水疱时外用炉甘石洗剂;有渗出时可冷湿敷,并注意保暖,避免受凉。

(四)并发症护理

1.吞咽困难 患者出现声音嘶哑时,可用纸笔、手势进行交流。吞咽困难时进软食、半流食,进食速度不宜过快。如吞咽困难较严重时,遵医嘱给予静脉补充营养,必要时进食鼻饲饮食。

2.呼吸困难 注意观察患者的呼吸频率、深度。根据病情给予患者半坐位,协助患者做好生活护理。急性呼吸困难发作时,应立即通知医生,及时给予患者氧气吸入,配合抢救。

(五)用药护理

1.皮质类固醇激素 泼尼松为首选药,应根据临床表现、肌力恢复情况、肌酶谱变化来合理调整用量,长期使用时可引起感染、高血压、心律失常、高血糖、药物性肌炎等。

2.免疫抑制剂 副作用有胃肠道反应、骨髓抑制、肾功能损害等。必要时可与皮质类固醇激素合用。

3.蛋白同化剂 可促进蛋白合成,加强肌力恢复,减少肌酸尿的排泄。

4.其他治疗 中药、针灸、理疗对本病有一定的辅助治疗效果。

【健康指导】

1.按时复诊 出院后按时复诊,坚持用药,使用激素的患者,千万不可自作主张擅自减量或停药,以免发生反跳再次发病,造成严重后果。

2.饮食营养

(1)有明确过敏史的食物严格禁食。

(2)饮食有度不可暴饮暴食。保证营养,多食高蛋白低脂肪的食物,如鸡蛋、牛奶、豆制品等，避免海鱼海虾等易致敏食物；避免刺激性食物如浓茶、咖啡、酒类等。

（3）保证充足的维生素，多食新鲜的蔬菜水果。

（4）少食生冷油腻等不易消化的食物，勿暴饮暴食。

3．情绪调节　皮肌炎是一种不能根治的慢性疾病，患者要保持平和心态，坚持治疗。生活中保持充足睡眠，劳逸结合，心情舒畅，避免精神紧张、焦虑、忧郁、忧伤等。

4．定期体检　中老年患者定期进行系统检测，有利于早期发现内脏恶性肿瘤，并及时处理。

（李　念）

第十节　过敏性紫癜患者的护理

【概述】

过敏性紫癜（anaphylactoid purpura）又名 Henoch-Schonlein 紫癜，是侵犯皮肤或其他器官的毛细血管及细小动脉的一种过敏性血管炎，多见于儿童和青少年，春秋季节发病相对较多。以血小板不减少性紫癜，伴腹痛及关节症状为特点。本病的病因不明，多数患者起病前有上呼吸道感染、咽痛与全身不适等症状，可能与病毒、细菌感染，服用抗生素、解热镇痛剂等药物、食物，虫咬或花粉、种痘等其他变应原有关，物理因素如寒冷也可引起。发病机制与分型见图 4-10。

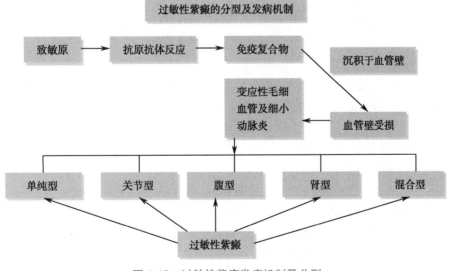

图 4-10　过敏性紫癜发病机制及分型

【临床表现】

起初出现皮肤及黏膜紫癜，并有发热、头痛、不适及食欲不振。偶以腹绞痛或关节痛为主要表现或不出现皮肤损害。

1. 皮肤表现　最早的皮肤表现为小而分散的瘀点或风团样皮疹，一般在1天以内变为可触及出血性紫癜，单个损害常在5～7天后消退，成批的损害可于数周或数月内反复发生。好发于四肢伸侧及臀部，对称分布。

2. 胃肠道表现　胃肠道症状有绞痛、呕吐、出血或肠麻痹或肠套叠，甚至肠穿孔。严重的腹痛、呕吐、反跳痛、腹肌紧张可提示外科急腹症。成人较少见。

3. 关节表现　常见症状是关节痛，多见于膝及踝关节，甚至可发展为关节周围肿胀、关节积液的关节炎，可在几周内不留变形而消退。成人较常见。

4. 肾脏表现　常有肾脏累及，表现为轻度的蛋白尿和血尿，但也可有肉眼血尿。

【辅助检查】

1. 实验室检查　血小板计数、功能及凝血检查均正常，毛细血管脆性试验半数以上阳性，血沉快，轻度白细胞增高，尿常规常有红细胞、蛋白及管型。

2. 组织病理检查　根据取材时间及病损的严重程度不同，其病理变化各异。典型变化是真皮毛细血管及小血管内皮细胞肿胀、闭塞。

【治疗原则】

本病常为自限性，大部分病例在数周或数月内痊愈。治疗首先应除去致敏因素，再对症治疗。

1. 单纯皮肤型　可用复方芦丁、钙剂、维生素C、抗组胺制剂。

2. 进行期肾损害　单用大剂量糖皮质激素，或与环磷酰胺和双嘧达莫联合使用有效。

3. 胃肠道症状　糖皮质激素和麻黄碱解除腹痛疗效较麻醉镇痛药好。静脉注射丙种球蛋白也可减轻胃肠道症状和皮肤损害。

4. 非甾体抗炎药可用于治疗本病的关节痛，不应用于有肾脏受累的患者。

【护理评估】

（一）健康史

1. 了解患者发病的年龄，既往药物、特殊食物服用史和过敏史，或手术、外伤、感染史，尤其是上呼吸道感染情况。

2. 了解患者日常活动休息情况，如有无过度劳累；了解患者居住环境，有无寒冷刺激等，以便了解病因。

3. 了解患者家族有无过敏史等。

（二）身心评估

1. 症状和体征

（1）评估患者皮损出现的时间、部位、形态、伴发症状及进展情况等；评估患者有无腹痛、腹泻、呕吐等胃肠道症状；

（2）评估患者无血尿、蛋白尿或管型尿等肾损害的症状；

（3）评估患者有无关节痛、肿胀等关节受累的情况。

2. 心理社会评估　评估患者的心理状态、家庭社会支持情况，有无重大生活事件发生等。

（三）相关治疗与检查

了解患者需要进行的实验室检查，同时注意追踪检查结果。

【护理问题】

1. 皮肤完整性受损　与疾病所致皮肤出现瘀点、瘀斑，甚至出现水肿、水疱及溃疡有关。

2. 潜在并发症　胃肠道出血，与腹型紫癜患者疾病引起的腹部不适、呕吐、消化道受累有关。

3. 潜在并发症　营养缺乏，腹型紫癜患者疾病引起的腹部不适、呕吐、腹泻以及部分饮食限制有关。

4. 疼痛　与关节型紫癜患者疾病引起的关节痛、腹型紫癜患者疾病引起的腹痛有关。

5. 部分生活自理能力缺陷　与关节型紫癜患者疾病引起的关节痛，导致活动受限有关。

【护理措施】

（一）一般护理

1. 环境　病室每日定时通风，紫外线消毒空气，保持安静、温湿度适宜。墙面、地面及用物等均应使用消毒剂擦拭，床单位及被服保持整洁，用物专人专用。告知患者不要使用空气清新剂、灭蚊剂等；清洁工在进行清洁工作时应湿扫湿擦，避免扬尘；探视者严禁带鲜花、宠物、毛制品进入病室。使用激素及免疫抑制剂期间，患者应安排单间，限制探视及陪住人员，并限制患者间的相互接触，以避免交叉感染。医护人员勤洗手，严格无菌操作规程，在实施治疗和护理操作时应尽量集中安排，并做到"四轻"（说话轻、操作轻、走路轻、开关门轻）。

2. 活动休息　根据患者病情，给予相应级别的护理。关节疼痛或活动时疼痛加重者应卧床休息，等疼痛缓解后再酌情安排活动；腹痛、消化道出血、肾脏受累且病情严重者需绝对卧床休息，以免加重病情。

3. 安全　对于年老体弱、有跌倒病史、生活不能完全自理、神志不清、视觉障碍、近期服用利尿剂、降压药、降糖药、镇静安眠药等高危患者,进行跌倒(坠床)风险评估。为患者提供安全的病区环境,包括充足的光线、平整干燥的地面;合理摆放的床、桌、椅,对有坠床风险的患者合理使用床档。指导患者穿着长短适宜的衣裤和防滑的鞋子,并且在病区范围内悬挂或张贴防范患者(坠床)提示牌,从不同的角度提醒医务人员、后勤人员、家属及患者,对有陪住的患者家属着重安全宣教,保证患者的安全。

4. 病情观察　每日定时测量生命体征,准确记录出入量,倾听患者主诉,注意患者表情、行为及心理状况,观察治疗和护理的效果等,准确进行护理记录。

5. 患者饮食、睡眠及二便的护理

(1) 指导患者选择营养丰富、清淡易消化的饮食,也可进食维生素丰富的水果、蔬菜等。消化道出血患者应暂禁食,以免加重出血,病情好转后可由流食、半流食逐渐过渡到普食;合并肠炎患者因肠黏膜水肿、充血,应选择无渣或少渣软食;此外,患者应暂禁食动物蛋白如牛奶、鸡蛋、鱼虾等,避免接触生、冷、辛辣及刺激物,如烟、酒、浓茶、咖啡、葱、姜、蒜、胡椒等,以免加重过敏反应。

(2) 患者应足量饮水,保持出入量平衡、二便通畅。

(3) 保证良好的睡眠环境、条件和充足的睡眠时间。

6. 了解患者的学习能力,定期评估患者的学习需求,准备学习材料,合理安排学习时间,给予患者健康宣教。例如患者应注意保暖,适当锻炼,预防上呼吸道感染,保持心情愉快,避免过度劳累等。

(二)心理护理

评估患者心理状况,倾听患者主诉,了解患者的经济状况,针对具体心理问题给予指导。由于病情易反复、病程长,以全身性瘀点、瘀斑为表现,还可累及胃肠道、关节、肾脏等,以及治疗期间长期大量应用皮质类固醇,可能出现的药物副作用,易使患者对疾病及治疗产生焦虑不安、紧张、悲观、失望等心理。护士与患者交流时态度和蔼、耐心、细心,多采用正面的词语,并告知患者过敏性紫癜的相关知识,从而消除其负面情绪;帮助患者寻求家庭、单位等社会的支持,给予患者更多的关心与支持,使其树立信心,保持乐观,积极配合治疗。

(三)皮肤护理

1. 过敏性紫癜患者的皮肤在不良刺激下,皮肤出现瘀点、瘀斑,进而水肿甚至破溃,还可合并感染,因此皮肤护理预防感染是关键。

(1) 要告知患者避免皮肤刺激,如冷、热、外伤、抓挠等;勤剪指甲,注意皮肤清洁,温水洗浴,选择偏酸性或中性的浴液或皂类,避免使用化妆品。如皮肤损害呈开放性,应及时采取预防感染的措施。

（2）患者的贴身衣物宜选择柔软、透气良好的棉织品，并经常换洗。被服要保持清洁干燥及平整，绝对卧床患者应协助其定时翻身，避免皮肤受压形成褥疮。

2．观察患者皮肤瘀点或瘀斑的大小、性状、分布及消退情况。皮肤紫癜可外用炉甘石洗剂，利用其收敛、消肿的作用，以减轻皮肤的急性炎症。

3．应注意患者的口腔卫生，口腔黏膜出血时，应在三餐后及睡前用漱口液漱口，或进行口腔护理。口腔护理的注意事项如下：

（1）进行口腔护理前，应评估患者病情、口腔情况，如有义齿，应先取下，用温水浸泡备用。

（2）应详细地向患者解释操作目的：防止口腔异味，预防感染，促进食欲，维持口腔的正常功能。

（3）操作同时，应注意观察口腔黏膜、舌苔、牙龈等的情况，如有无变化、气味等，以提供病情变化的动态信息。

（四）消化系统症状的护理

1．观察患者消化道症状，尤其是腹型紫癜患者应注意腹痛的部位、性质、程度，有无腹泻、呕吐，如有分泌物及粪便，观察次数、量、颜色、气味，必要时遵医嘱留样或抽血，并及时送检，监测是否有消化道出血。

2．必要时患者需进行胃镜检查，以明确胃部出血情况，应对患者做好检查前后的详细说明。

3．消化道出血的护理如图 4-11 所示。

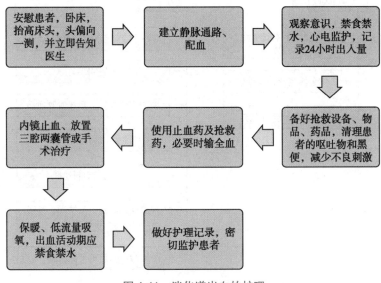

图 4-11　消化道出血的护理

4. 遵医嘱及时准确应用止血药或输血。

> **知识点**
>
> 出血量的初步估计
>
> 1. 出血约 20ml 时，便潜血试验可阳性；
> 2. 出血达 50～70ml 时，可表现为黑便；
> 3. 出血约 1000ml 时，大便可为鲜红色，潜血可持续 1 周阳性，黑便可持续 1～3 日。

（五）肾脏损害的护理

1. 监测血压变化，观察患者 24 小时出入量，并观察尿液的量、性状等，必要时遵医嘱留样或抽血，并及时送检，以便了解患者的肾脏情况。

2. 必要时改低盐饮食，并及时准确地对症用药。患者出现浮肿、尿少时，遵医嘱应用利尿剂、山梨醇等，急性肾功能不全时可做腹透或血透检查。

3. 必要时配合医生进行肾脏活检术，以明确肾脏病变的类型。经皮肾脏穿刺活检术的护理见图 4-12。

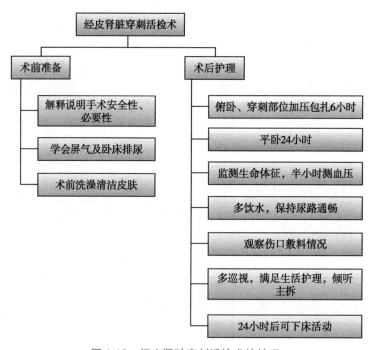

图 4-12　经皮肾脏穿刺活检术的护理

（六）疼痛护理

1. 评估患者疼痛的部位、特点、程度、频率、持续时间、并发症状及既往减轻疼痛所采取的措施。

2. 减少增加疼痛的不良因素，例如与患者交流，倾听其主诉，减轻患者的焦虑；控制环境如噪声、温度和光线等。

3. 协助患者采取舒适体位，教会患者放松技巧以减轻疼痛。如参加娱乐活动、看报、听音乐、联想愉快的经历等。

4. 必要时遵医嘱及时准确地对症用药。如为腹痛，在排除其他原因之后，可遵医嘱皮下注射阿托品、山莨菪碱、东莨菪碱等解痉药，也可皮下注射0.1%肾上腺素0.3～0.5ml。

（七）用药护理

1. 激素使用的注意事项

（1）因激素可致骨质疏松，所以在服用激素的同时可以补充钙剂，并注意勿使患者骨折。

（2）因激素可使钠潴留、钾排泄过多，所以在服用激素的同时需补钾，经常检查患者有无水肿，饮食上要限制钠盐。

（3）激素可使蛋白分解，一方面定期注射苯丙酸诺龙帮助蛋白合成，但要限制脂肪，防止脂肪在体内储存过多。

（4）服用激素可使胃酸增加，容易产生消化道溃疡，服药同时应加服保护胃黏膜的碱性药物，经常注意患者的大便情况，如有异常，应及时留样送检。

（5）经常检查患者皮肤有无紫癜，注意患者神经精神症状。

（6）遵医嘱定期抽血查血电解质、血常规、尿常规，注意出凝血时间。

（7）每周测体重一次，经常查血压。

（8）水肿患者记录24小时出入量。

（9）预防并发症，如继发感染等，长期服用激素的患者注意给予抗生素。

（10）注意口腔护理、会阴护理，防止白色念珠菌感染。

2. 免疫抑制剂使用的注意事项

（1）长期服用环磷酰胺可诱导肝酶活性，与其他影响肝酶活性的药合用时应小心。常见药有：丙咪嗪、维生素A类、氯喹、吩噻嗪、别嘌醇等。

（2）糖皮质激素、西咪替丁、巴比妥酸盐、酮康唑有增强环磷酰胺的作用；利福平、苯妥英钠有降低环磷酰胺的作用。

（3）使用免疫抑制剂期间，应常复查血常规，对粒细胞减少者应加强监护，必要时输新鲜血、成分血等，白细胞低于$3×10^9$/L应立即停药，白细胞低于$1×10^9$/L，应保护性隔离。

（4）应用环磷酰胺期间应大量饮水或补液，摄入液量要达到3000ml，24

小时尿量要大于 2000ml,以防止出血性膀胱炎的发生。片剂宜晨起口服,有利于药物的平稳,规则吸收和排泄。

(5)警惕感染征象,注意避免感染。

(6)每2~4周复查一次肝功能,以防中毒性肝炎。

(7)肾衰时,应每2~4周监测血尿素氮和肌酐。每4周复查一次尿常规,疗程结束后,改每6个月复查一次尿常规。

(8)严格掌握禁忌证及慎用情况。

【健康指导】

1. 注意休息,避免劳累,避免情绪波动及精神刺激。

2. 注意保暖,预防感冒。控制和预防感染,在有明确的感染或感染灶时选用敏感的抗生素,但避免盲目的预防性使用抗生素。

3. 注意饮食,应禁食辛辣、海鲜、酒等刺激性食物,应避免与花粉等过敏原接触。

4. 防止昆虫叮咬,去除可能的过敏原。

5. 为防止复发,患者治愈后应该坚持巩固治疗。

(王 彤)

第十一节 蕈样肉芽肿患者的护理

【概述】

蕈样肉芽肿又名蕈样霉菌病(MF),目前公认是一种低度恶性的 T 淋巴细胞淋巴瘤,原发于皮肤。本病首先是 1806 年法国 Alibert 报告,当时误称为蕈样霉菌病。1876 年 Bazin 重新进行了典型描述,为典型蕈样霉菌病,国外称之为 Alibert-Bazin 型,其皮损有三期表现。男性多于女性,男女比例大约为2:1。其自然病程可达20~30年以上。

本病虽已报告了 190 多年,但其病因迄今未明。根据有些研究,提出遗传、感染或化学物品均可能为本病的发病因素。有人强调与职业或环境因素有关,但尚待进一步研究。

【临床表现】

根据患者不同分期进行相关评估:

1. 红斑期 又名蕈样前期或湿疹样期。本病可以有前驱症状,如发热、关节痛等。在年轻患者中,起病时可有败血症或风湿热的症状,也可见间歇热或急性淋巴结炎。在皮肤症状方面,瘙痒也可能为前驱症状,常为早期症状或唯一的症状。这种瘙痒常难以耐受,一般各种治疗均不能缓解,而且可能持续存在,甚至可达 10 年(文末彩图 4-13)。

2．斑块期　又名浸润期。此期浸润不断增加，往往呈暗红厚垫状，不规则形隆起斑块，表面紧张、光亮、高低不平，甚至也有呈疣状或表面反复渗出结痂而呈蛎壳状。浸润斑块可泛发全身，也可局限于某些原有皮损部位，或伴有丘疹或小结节。皮疹颜色也各不相同（参见文末彩图4-13）。

3．肿瘤期　通常在浸润损害的基础上逐渐出现肿瘤，常常在陈旧浸润损害的边缘或中央发生。肿瘤可向表面隆起，甚至如蕈样，时有破溃，也可以如半球状，其基底部浸润范围较宽广。肿瘤可迅速增大，数目增多。多见于面、背及四肢近端（参见文末彩图4-13）。

【辅助检查】

1．组织病理　真皮乳头及乳头下层仅见单纯性炎症浸润。免疫组化大多数表达$CD4^+T$细胞亚群，少数表达$CD4^-/CD8^+$。

2．实验室检查　ESR增快，RF、ANA等免疫指标可异常，白细胞可有改变。

3．肺间质性改变，肝脾肿大等全身其他系统的改变。

【治疗原则】

早期一般采用对症治疗，晚期患者方考虑化疗。

（一）局部药物治疗

1．局部皮质类固醇外用药膏对早期斑片有效。

2．氮芥49%～80%的斑片及斑块期患者可以缓解，甚至肿瘤皮损也有一定疗效。

（二）PUVA

可使早期皮损消退。

（三）放射治疗

可用浅层X线，对早期皮疹有暂时效果。

（四）全身疗法

1．化疗　如COPP或MOPP可使病情获得缓解。

2．维A酸类药物　对早期患者有一定的疗效。

【护理评估】

1．健康史　评估患者既往身体情况。

2．身体—心理评估

（1）评估患者有无发热、关节痛等症状，皮损的形态、部位，是否有感染。询问患者皮损时间，有无瘙痒，瘙痒持续时间，程度、特点。

（2）评估患者心理状态，家庭社会支持情况，有无重大事件发生。

3．检查治疗　评估患者既往的检查结果、治疗及效果。

【护理问题】

1．舒适的改变，瘙痒与疾病的发生相关。

2. 睡眠形态紊乱，与剧烈的瘙痒有关。

3. 潜在并发症感染，与使用激素、化疗、放疗的治疗方法导致患者免疫力低下相关。

4. 皮肤完整性受损，与肿瘤期患者皮损有关。

【护理措施】

（一）一般护理

1. 饮食护理　饮食清淡，忌辛辣。肿瘤期患者可多进食蛋白质丰富的食物。

2. 睡眠　对于因瘙痒导致睡眠形态紊乱的患者可给予抗组胺药。

3. 排泄　如出现排泄问题遵医嘱给予用药。

4. 活动与休息　适当运动，避免劳累。

（二）专科护理

1. 红斑斑块期的护理　遵医嘱给予患者外涂药膏于皮损处。瘙痒严重者给予患者遵医嘱用抗组胺药。做好治疗与用药时的宣教。

2. 肿瘤期的护理　患者肿块溃烂、渗液时给予每日两次的生理盐水清洁创面，外涂消炎药膏。肿块完整的外用氮芥时注意不要使药剂扩散至正常皮肤，造成二次伤害。

（三）治疗用药护理

1. 光化学治疗（PUVA）的护理　用于治疗早期 MF。治疗前进行相关知识的宣教，缓解减轻患者的紧张情绪。全身照射时应注意保护眼睛和阴囊，可给予佩戴防光眼镜、阴囊部位遮挡等方法予以保护。治疗当日避免日晒，以免出现严重的红斑和水疱。口服光敏剂的患者注意胃肠道反应。服用光敏剂两小时达到吸光高峰，此时进行 PUVA 治疗最适宜。

2. 放疗的护理　在放疗前进行知识的宣教，放疗回来后，告诉患者多饮水，保护放疗部位皮肤，观察其变化，如出现干性反应或湿性反应，及时通知医生进行相应处理。避免进食刺激性食物，忌酸性、碱性或过咸的食物，忌烟酒、咖啡、巧克力等，以免对食管黏膜产生化学性刺激腐蚀。进食软食或半流食，均衡营养。观察有无恶心、呕吐等胃肠道反应。平时穿着要宽松、舒适、清洁。

3. 用药护理

（1）肿瘤期的患者进行全身化疗：化疗前对患者进行宣教，缓解患者的紧张情绪。化疗时严密观察化疗药物是否注入静脉中，如有渗出立即停止治疗，局部组织封闭，硫酸镁湿敷。观察用药后的不良反应：如胃肠道反应、脱发、牙龈出血等，及时回馈给医生并进行相应的处理。

（2）使用干扰素的护理：进行用药前的宣教，观察患者不良反应，监测生化指标和血象变化。如果体温超过 38.5℃时则通知医生是否停止用药。

（3）使用维 A 酸类药的护理：进行用药前的宣教，观察患者的不良反应，监测生化指标。

（四）心理护理

患者因病程长，反复发作，疾病转归差，故心理负担重，对治疗缺乏信心，且剧烈的瘙痒使患者心情烦躁，坐立不安；晚期患者接受放疗和化疗时的不良反应使其情绪更不稳定，极易怒，不能积极配合治疗。

1. 多与患者沟通、交谈，改变患者不正确的认知、不良的心理状态，调整患者情绪，调动主观能动性，建立信任，使患者感到安全，以良好的心理接受治疗及护理。

2. 对患者进行疾病宣教，用药宣教，使患者明确自身疾病和用药情况，可消除患者的恐惧心理。

【健康指导】

1. 保持皮肤不受损伤和感染，遵医嘱外涂药膏。

2. 维持适宜的温度和湿度。穿着柔软棉质衣服，内衣不宜太紧，干净平滑即可。外出时穿长袖或戴帽子，避免阳光直射暴露部位。避免接触易致敏的物质。

3. 保持良好的情绪，突然的情绪变化可使瘙痒加重。转移注意力，阅读有兴趣的书报，听音乐或看电视，或者与亲友聊天等。睡前不要看刺激情绪的电视、书籍等。如感觉瘙痒难忍，可用手掌按压，拍打，或按摩，代替抓挠。局部瘙痒剧烈，皮肤温度高，可使用冷敷起到镇静的功效。

4. 定期门诊复查，坚持治疗，定期化验生化指标。戒烟戒酒；生活规律，不熬夜，避免劳累，注意锻炼身体，养成良好的生活习惯，保持良好的心情。

第十二节　坏疽性脓皮病患者的护理

【概述】

坏疽性脓皮病是一种复发性、破坏性溃疡，局部疼痛，常与炎性肠病，关节病和血液病等内在疾病并发。

【临床表现】

其临床症状主要表现为丘疱疹，不断扩大成溃疡，溃疡周围炎症性紫红晕，溃疡愈合后留有萎缩性瘢痕。皮损一般有较明显的疼痛和压痛。好发于下肢、臀部或躯干。常伴有慢性溃疡性结肠炎和局限性肠炎（文末彩图 4-14）。

【辅助检查】

1. 实验室检查　由于患者可能合并其他系统疾病，所以要评估患者的各种免疫指标、血常规、肝肾功能等生化指标，来确诊有无其他合并症。

2．组织病理　真皮有急性炎症浸润。

3．分泌物细菌培养　因患者有溃疡，坏死组织和分泌物多，为了确定感染菌种，要进行分泌物的细菌培养，有针对性地进行抗菌治疗。

【治疗原则】

1．皮质类固醇适用于疾病较重的急性病例。泼尼松 40～80mg/d 口服。如果用常规剂量无效或其他药物无法控制时，可试用冲击疗法。

2．免疫抑制剂如硫唑嘌呤、环磷酰胺、苯丁酸氮芥等，近来也有用环孢素 A 的报道。

3．其他药物，如沙利度胺。

【护理评估】

1．健康史　既往身体情况。评估患者有无外伤史、评估患者有无其他系统疾病，例如慢性溃疡性结肠炎、局限性肠炎、类风湿关节炎、骨髓瘤、白血病等。目前皮损情况。

2．身体—心理评估

（1）症状和体征：评估皮肤损害的部位、性质、伴随症状，有无感染，评估疼痛的时间、程度。

（2）心理 - 社会评估：评估患者心理状态，家庭社会支持情况，有无重大事件发生。

3．既往检查治疗　评估患者起病时治疗方法及用药。反复发作几次。用药到多大剂量可以控制病情。用药到多大量时开始复发。

【护理问题】

1．疼痛　与患者存在开放性创面有关．

2．有感染的危险　与患者存在开放性创面有关。

3．皮肤完整性受损　与此病所引起的皮损有关。

4．活动受限　与皮损位置，愈合程度有关。

【护理措施】

（一）一般护理

1．饮食护理　饮食清淡，忌辛辣。本病患者可多进食蛋白质丰富的食物。

2．睡眠　对于因疼痛导致睡眠形态紊乱的患者，可遵医嘱给予止痛药。

3．排泄　如服用激素药物后出现排泄问题遵医嘱给予用药。

4．活动与休息　适当运动，避免劳累。

（二）专科护理

1．溃疡的清创换药　治疗原则即清洁创面，控制感染，去腐生肌，促进伤口愈合。

（1）传统干性换药法，配合物理康复治疗（图 4-15）。但要注意的是新生肉芽组织，不能破坏掉。该方法的局限性是患者疼痛明显，依从性差，需要配合局麻药进行。

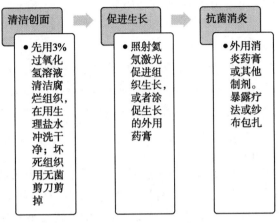

图 4-15　传统干性换药法

（2）湿性换药法：过程请见图 4-16。护士需要每日观察敷料的变化：当泡沫吸收贴上的渗出物浸渍面积接近伤口面积大小时应予以更换敷料。但也要根据患者伤口的具体情况来选用不同敷料。该方法能减轻患者痛苦和护士的工作量，用清创胶去除坏死组织的时间较长，且需要一定的经济实力。

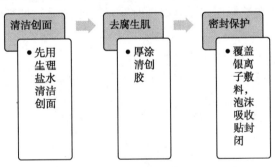

图 4-16　湿性换药法

病例分享

　　患者男，33 岁。左小腿溃疡（20cm×10cm）4 个月，深可见筋膜及肉芽组织，伴脓性分泌物，溃疡边缘不规则，呈青铜色，向周围远心性扩展。溃疡及边缘压痛明显。在采用传统换药方法的第一个月中，溃疡愈合缓慢，且出现糖皮质激素的副作用。后改为湿性换药法后溃疡愈合速度加快。下面以例图进行说明（文末彩图 4-17 至文末彩图 4-21）。

2．疼痛的护理　换药的过程对患者来说是十分痛苦的，护士一定要耐心，动作要轻柔，可以与患者聊天来转移其注意力，不断地用鼓励的话语激励患者坚持治疗；如果患者疼痛十分明显，则可先让患者服用镇痛剂后再换药。

（三）用药护理

对坏疽性脓皮病患者采用的治疗方案主要是使用糖皮质激素、免疫抑制剂，因此除了使用激素治疗的注意事项外，还应执行使用免疫抑制剂的注意事项，例如定期监测肝、肾功能和血常规，有无恶心、食欲减低等消化道症状。

（四）心理护理

面对承受坏疽性脓皮病折磨的患者，护士要同情他、关心他。在为患者换药时，不断同患者聊天，了解患者的心理变化。对于心理承受能力差、丧失信心的患者，尽量用正面的、鼓励性的语言，帮助其建立战胜疾病的信心。

【健康指导】

1．保护创面二次损伤，避免继发感染，遵医嘱外涂药膏。

2．避免皮肤外伤、蚊虫叮咬等疾病复发诱因。

3．嘱患者使用激素药物遵医嘱按时服用，切勿私自减量停药。观察激素药物副作用，如糖尿病、高血压、电解质紊乱、骨质疏松等。出现后及时治疗并发症。告知患者在长期使用激素时及时补充钙剂、钾剂、抑制胃酸及胃黏膜保护剂等。

4．禁食辛辣刺激的食物，戒烟戒酒。

5．定期门诊复诊，定情监测血压、血糖、肝功，遵医嘱逐渐减药，在减药期间严密观察病情的变化，如有复发立即就医。养成良好的生活习惯，戒烟少饮酒，少食辛辣刺激的食物，注意锻炼身体，劳逸结合，避免外伤。

（董　琦）

第十三节　梅毒患者的护理

【概述】

梅毒是由苍白螺旋体或梅毒螺旋体感染引起。梅毒螺旋体经过完整的黏膜或擦伤的皮肤进入人体后，数小时后即侵入附近的淋巴间隙或淋巴结，并在该处繁殖，2～3天经淋巴管进入血液循环，而后播散至全身。梅毒危害大，甚至危及生命和下一代的身体健康，是我国的法定乙类传染病。梅毒主要通过性接触传染、血液和母婴途径也会传播梅毒。故意传播梅毒和其他性病的行为是违法行为。

【临床表现】

梅毒的临床表现多种多样，一期梅毒，常在感染2~4周后出现症状，主要表现为外生殖器部位无痛性溃疡、局部淋巴结肿大，溃疡经过一段时间可自然消失，但如果未治疗或治疗不彻底，螺旋体可进入血液循环，引起皮肤黏膜、骨骼、内脏、心血管等的损害，此时为二期梅毒，大部分二期梅毒的患者可以出现皮疹。早期梅毒未治疗，部分患者可以发生三期梅毒。三期梅毒破坏性大，几乎可侵犯全身各器官。值得注意的是，许多患者感染梅毒后可以不出现临床症状，称为隐性梅毒。

【辅助检查】

（一）梅毒螺旋体检查

1. 暗视野显微镜检查　在皮损处，用玻片刮取组织渗出液或淋巴结穿刺液，见有活动的梅毒螺旋体。

2. 免疫荧光染色　在荧光显微镜下可见绿色的梅毒螺旋体。

3. 病理组织检查梅毒螺旋体。

（二）梅毒血清试验

根据所用抗原不同，梅毒血清试验分为以下两大类：非梅毒螺旋体抗原血清试验和梅毒螺旋体抗原血清试验。

【治疗原则】

由于梅毒的传染性强，危害性大，在临床上对于梅毒的治疗原则必须明确诊断，早期、足量、规律治疗。

1. 梅毒患者的性伴侣必须同时接受诊治。

2. 治疗梅毒后严格定期追踪观察。

3. 早期梅毒要求杀灭体内梅毒螺旋体，消除传染性，预防梅毒复发和发生晚期梅毒，力争血清转阴。

4. 晚期梅毒要求损害消失，功能恢复，防止发生心血管及神经梅毒。如有心血管神经梅毒，应会同有关科室慎重治疗梅毒，不要求血清转阴。

5. 潜伏梅毒治疗目的是防止晚期并发症的发生和发展，不要求短期内阴转。

【护理评估】

（一）健康史

评估患者冶游史、婚育史。

（二）身心评估

1. 症状和体征　评估患者皮损出现的时间、部位、形态、伴发症状及进展情况等。

2. 心理 - 社会评估　评估患者的心理状态、家庭社会支持情况。

（三）相关检查

了解患者需要进行的辅助检查，给予相应的指导和检查后的护理，同时注意追踪检查结果，为以后的护理措施提供依据。

【护理问题】

1. 焦虑　与担心疾病预后情况和担心被歧视有关。

2. 知识缺乏　缺乏梅毒相关疾病知识。

【护理措施】

患上了梅毒，及时进行积极的治疗很重要，而在治疗过程中做好护理工作更重要。

1. 心理护理　梅毒的患者都具有羞涩、恐惧、自卑、焦虑等负面心理。护士首先不能歧视患者，要给予充分的尊重，认真与患者进行沟通，耐心倾听患者的主诉，缓解紧张心理，取得患者的信任。鼓励患者树立战胜疾病的信心，积极配合医生治疗。同时注意保护患者的隐私。

2. 用药护理　梅毒患者首选青霉素治疗。

（1）在皮试前一定先询问过敏史，做皮试时要做生理盐水对照试验，并注意观察患者的不良反应。看皮试结果要双人核对。

（2）长效青霉素要现配现用。采用双侧臀大肌深部肌内注射。

（3）注射完长效青霉素后观察患者 20 分钟再离开。

知识点

长效青霉素的使用注意事项

由于长效青霉素粉针剂溶解后容易凝结而堵住注射器的针头，所以护士在使用长效青霉素时动作要迅速、准确：先让患者摆好注射体位；抽吸溶媒时用 18# 针头溶解药粉，不排气；待消毒好皮肤后换成普通注射器的针头并充分拧紧连接处，稍微排一点气后立即刺入臀部肌肉深部，迅速抽回血，迅速推注药液，动作要一气呵成。

【健康指导】

大部分患者对疾病知识不了解，存在误区。要积极向患者做相关知识的宣教。

1. 早期梅毒可以治愈，治疗越早，效果越好。

2. 治疗期间，性伴侣也需要进行检查，必要时接受治疗。

3. 一期和二期梅毒患者都有较强的传染性，治疗期间避免性生活。如果发生性接触必须使用安全套。

4.家庭中做好必要的隔离,防止传染他人。不共用牙刷、剃须刀;内裤、浴巾单独清洗消毒;不与他人同盆洗浴。

5.患病期间不宜怀孕,如果发现怀孕尽早到正规医院咨询、诊治。

6.二期梅毒的全身症状较重,出现广泛的梅毒疹,还要帮助患者战胜恐惧心理,同时此期患者有发热,体能消耗较大,尤其要注意休息,调节饮食,补充能量消耗。

7.梅毒治疗结束后,要按照医生要求定期到医院复查。一般第1年每3个月复查1次,以后每半年复查一次。

8.梅毒患者治疗后,如果发生不安全的性行为还会再次感染梅毒和其他性病。

> **知识点**
>
> **梅毒能预防吗?**
>
> 梅毒是可以预防的,保持单一性伴侣,避免不安全性行为,正确使用质量好的安全套;提倡婚前、产前检查梅毒,发现感染及早治疗。

第十四节 淋病患者的护理

【概述】

淋病是指由淋病奈瑟菌(neisseria gonorrhoeae,简称淋球菌)引起的主要表现泌尿生殖系统化脓性感染的一种经典的常见性传播疾病。主要通过性接触传染,淋球菌的原发性感染部位主要为男性尿道或女性宫颈管内膜,感染可从男性尿道播散至附睾、睾丸及前列腺,或从女性宫颈播散至输卵管、卵巢、腹膜、巴氏腺、尿道及直肠。咽部、直肠和眼结膜亦可作为原发性感染部位受累。淋球菌经血液传播可导致播散性淋球菌感染(disseminated gonococcal infection,DGI)。人被淋球菌感染后,大部分患者出现临床症状而发病,少数不出现明显的临床症状,而可能成为传染源,应引起高度注意。

【病原学】

淋病的病原体是淋病奈瑟菌,又称淋病双球菌、淋球菌,是奈瑟(Albert Neisser)于1879年首先在淋病患者的脓性分泌物涂片中发现的,1882年该细菌首次体外培养成功。淋病双球菌在分类学上属于裂殖菌纲，真细菌目，奈瑟球菌科，奈瑟球菌属，淋病奈瑟菌种。

【流行病学】

人体是淋球菌的唯一天然宿主，对其他动物并不致病，淋病主要是通过性交传染，淋病患者是主要传染源，成人淋病几乎都是由性接触引起；非性交传染淋病很少见，主要是接触患者使用过的未经消毒的含淋病患者分泌物的衣服、被褥、便盆等。幼女由于其尿道和生殖道短，往往可以通过与淋病母体的间接接触传染，引起急性外阴肛周炎。新生儿还可以通过淋病母亲的产道被传染，引起淋病性结膜炎。人类对淋球菌感染没有先天免疫性，所有人都表现出基本相同的易感性，治疗恢复后仍可再感染淋病。

【临床表现】

1. 无症状淋球菌感染　约10%的男性和50%女性在感染了淋球菌后可不出现任何临床症状，呈亚临床或带菌状态，尤其是直肠和咽部淋球菌感染。无症状携带者在传播淋球菌感染中起重要作用。

2. 有症状淋球菌感染　一般分为单纯性淋病、有合并症淋病、泌尿生殖器外淋病、播散性淋病。

【辅助检查】

1. 涂片革兰染色　男性无合并症患者取尿道分泌物，涂片，做革兰染色，可见典型的细胞内革兰阴性双球菌。

2. 淋球菌培养　女性患者、有合并症患者及泌尿生殖器外患者，做淋球菌培养，可从临床标本中分离到形态典型、氧化酶试验阳性的菌落。取菌落做涂片检查，可见革兰阴性双球菌。如标本取自泌尿生殖器外患者或在法医学上有重要意义时，则应对培养的菌株经糖发酵试验或荧光抗体试验以进一步鉴定确证。

【治疗原则】

1. 早期诊断、早期治疗。

2. 及时、足量、规律治疗。

3. 不同病情采用不同的治疗方案。

4. 性伴侣应同时治疗。

5. 若同时有沙眼衣原体感染者，应加服抗衣原体药物。

【护理评估】

（一）健康史

评估患者的冶游史、婚育史。

（二）身心评估

1. 症状和体征　评估患者皮损出现的时间、部位、形态、伴发症状及进展情况等。

2．心理 - 社会评估　评估患者的心理状态、家庭社会支持情况。

（三）相关检查

了解患者需要进行的辅助检查，给予相应的指导和检查后的护理，同时注意追踪检查结果，为以后的护理措施提供依据。

【护理问题】

1．焦虑　与淋病反复发作、担心久治不愈有关。

2．知识缺乏　缺乏淋病相关疾病的知识。

【护理措施】

1．心理护理　淋病的患者都具有羞涩、恐惧、自卑、焦虑等负面心理。护士首先不能歧视患者，要给予充分的尊重，认真与患者进行沟通，耐心倾听患者的主诉，缓解紧张心理，取得患者的信任。鼓励患者树立战胜疾病的信心，积极配合医生治疗。同时注意保护患者的隐私。

2．用药护理　使用头孢曲松钠前先做皮试，并询问患者的过敏史。严密观察用药后的不良反应。

【健康指导】

1．淋病的护理措施是进行诊疗的一个重心，同时也是治好疾病的一个重要环节。因此，要向患者充分宣教有关该疾病的护理常识。

（1）淋病是一种非常严重的性生活疾病，极易通过性交传染给性伴侣，要积极地配合治疗。

（2）遵医嘱治疗十分必要，自行停药、增减药物，或找游医治疗会有不良后果。

（3）定期复查对判断疗效和预后很有意义，需要遵医嘱到医院复查。

（4）约请配偶或性伴侣来医院检查是对自己和他人健康负责的行为。

2．该疾病虽容易复发，但也是可以治愈的。因此，除药物治疗外，良好的情绪、营养与适当锻炼至关重要。

（1）注意个人卫生：这对于淋病的日常护理来讲是非常关键的。患者平时一定要保持会阴部四周的清洁，要经常洗澡。此外患者的衣服、内裤、被单等用品也要经常换洗，并且还要进行杀菌消毒及经常放在阳光下暴晒。

（2）严禁性生活：因为此病可造成交叉感染，患者在治疗过程中不能过性生活，以免在性生活时引起生殖器官充血水肿，导致症状加剧。此外此病还具有很强的传染性，避免在性生活时传染给对方，这对于淋病的日常护理也是重要的。

（3）避免劳累多休息：患者平时应多保证休息，避免劳累，不要熬夜、加班,一定要保证充足的睡眠,只有睡眠充足了才会增强抵抗力,这对于治疗也会有一定的效果。

(4)多饮水:多喝水有助于排尿,排除身体内的毒素,因此这也是非常重要的。多排尿能起到对尿道冲洗、清洁、促进体内毒素排泄,以避免病菌堆积造成病情加重。

3. 淋病患者必须接受正规的治疗,此外淋病患者在饮食方面还要注意以下事项。

(1)饮食清淡:急性发作期宜食粳米稀饭、面条、银耳汤、绿豆汤,以及清热解毒的水果、蔬菜等,此外还应多食富含蛋白质、维生素的食物。病情稳定后宜食蛋糕、馄饨、水饺、牛奶、豆浆、鸡蛋、猪瘦肉、虾仁、新鲜蔬菜、水果等。可甜咸相间,少量多次。应多饮水,以促进毒素排泄。

(2)饮食禁忌:淋病患者饮食还应避免辛辣、刺激性食物,如辣椒、胡椒、生姜、大葱、芥末、酒、浓茶等;少吃燥热上火的食物,如韭菜、榨菜、香菜、羊肉等食物。

第十五节　尖锐湿疣患者的护理

【概述】

尖锐湿疣是由于人乳头瘤病毒(HPV)感染所致的,以肛门生殖器部位增生性损害为主要表现的性传播疾病,多发生于18～50岁的中青年人。大约经过半个月至8个月,平均为3个月的潜伏期后发病。此病较为常见,主要通过性接触传播。

【临床表现】

1. 染病初期为细小淡红色丘疹,以后逐渐增大增多,单个或群集分布,湿润柔软,表面凹凸不平,呈乳头样、鸡冠状或菜花样突起。红色或污灰色。根部常有蒂,且易发生糜烂渗液,触之易出血。

2. 皮损裂缝间常有脓性分泌物郁积,致有恶臭,且可因搔抓而引起继发感染。本病常无自觉症状,部分患者可出现异物感、痛、痒感或性交痛。直肠内尖锐湿疣可发生疼痛、便血、里急后重感。

3. HPV病毒感染后在临床上肉眼不能辨认,但以醋酸白试验(用5%醋酸溶液涂抹或湿敷后发现局部发白)、组织病理或核酸检测技术能够发现HPV感染的证据。

【辅助检查】

1. 醋白试验

2. 病理组织活检

3. 阴道镜检查

4. 聚合酶链反应（PCR）

【治疗原则】

尖锐湿疣的治疗原则是去除疣体,尽可能的消除疣体周围的亚临床感染以减少或预防复发。

尖锐湿疣的治疗方法很多,具体如下:

1. 0.5%足叶草毒素酊。

2. 5%咪喹莫特霜。

3. CO_2激光;或液氮冷冻;或高频电治疗;或光动力治疗(见图4-22)。

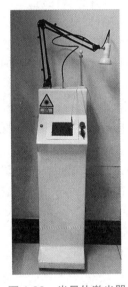

图4-22　半导体激光器

4. 80%~90%三氯醋酸或二氯醋酸或手术治疗。

【护理评估】

（一）健康史

评估患者冶游史、婚育史。

（二）身心评估

1. 症状和体征　评估患者皮损出现的时间、部位、形态、伴发症状及进展情况等。

2. 心理-社会评估　评估患者的心理状态、家庭社会支持情况,有无重大生活事件发生等。

（三）相关检查

了解患者需要进行的辅助检查,给予相应的指导和检查后的护理,同时注意追踪检查结果,为以后的护理措施提供依据。

【护理问题】

1. 焦虑　与尖锐湿疣易反复发作,不能根治,担心疾病预后情况有关。

2. 知识缺乏　缺乏尖锐湿疣相关疾病的知识。

3. 有感染的危险　与患者的不良情绪可以影响机体的免疫功能,导致机体抵抗力下降有关。

【护理措施】

冷冻、激光治疗的护理:

1. 嘱患者治疗前清洁患处,并更换内裤。

2. 治疗后当日应多饮水,多排尿。

3. 治疗后注意自我观察伤口　1～2天内创面周围的皮肤有轻微潮红、水肿是正常现象,一般不需要处理,特殊情况应及时请医护人员检查治疗,切不可自行处理。

4. 需特别注意创面卫生,保持治疗部位的清洁和干燥。

5. 衣裤不宜过紧,宽松的衣裤不但能减少对创面的摩擦,保护创面,而且透气性好,有利于创面愈合。

6. 治疗期间禁止性生活,特别是创面没有完全愈合前应严禁房事。

7. 治疗后避免不洁性行为。由于尖锐湿疣病毒潜伏期较长,复发率较高,一定要遵守医嘱并定期复查,以防再次感染及复发。

8. 戒烟、戒酒、注意休息。

9. 有任何不适,请及时就诊。

【健康指导】

尖锐湿疣的日常护理应该做到以下几点:

1. 调整心态,保持乐观开朗的性格,并积极配合医生开展治疗,这样才能保证治疗效果,进而增加治愈的概率。

2. 请穿棉质内裤,尽量不要穿尼龙、合成纤维的质料,这样才能保持透风、透气。所以牛仔裤也要少穿,多穿裙子或是西装裤。

3. 在饮食上要以补充营养为主,可补充大量的蛋白质,如鱼、猪肉、牛奶、蛋、豆制品等,营养的增加才能增强身体的免疫力,促进身体恢复。此外,还要注意补充维生素和微量元素。急性期时,可口服维生素C,增强免疫力和抗炎作用。

4. 由于女性患者阴道有自清的功能,所以不需要冲洗阴道,避免造成局部菌群失调。内裤的洗涤最好用中性肥皂手洗,不要用强效的洗衣粉或洗衣机洗。

5. 性生活会对尿道造成机械性损伤，加重病情，尖锐湿疣传染性很强，性生活会导致性病传播，危害其他人的健康，所以要杜绝不洁的性乱，在病情尚未治愈的情况下，要禁止发生性行为，以免再次被病毒感染。

（朱　芹）

第一节　剥脱性皮炎患者个案分析

银屑病性剥脱性皮炎（psoriatic exfoliative dermatittis）即红皮病型银屑病（erythroderma psoriasis），约占银屑病患者的1%，多见于成人，极少累及儿童。研究证实，约有30%本病患者有银屑病家族病史；约有5%的患者有药物过敏史，常见的致敏药物有别嘌呤醇、磺胺类、卡马西平、苯妥英钠、苯巴比妥、氨苯砜等。

知识点

银屑病性剥脱性皮炎的诱因

银屑病性剥脱性皮炎常因银屑病在急性进行期中，外用某些刺激性较强或不适当的药物所引起；少数可由寻常型银屑病自行演变而成；亦有长期大量应用糖皮质激素治疗银屑病，如突然停药或减量太快，使原有症状复发加剧而引发红皮病；此外脓疱型银屑病在脓疱消退过程中，亦可出现剥脱性皮炎样改变。

【临床表现】

为剥脱性皮炎样表现。最初在原有皮损部位出现潮红，迅速扩大，最后全身皮肤呈弥漫性红色或暗红色（皮损大于体表面积的90%），炎性浸润明显，表面覆有大量麸皮样鳞屑，其间常伴有小片正常皮岛。发生于手足者，常呈整片的角质剥脱。银白色鳞屑及点状出血等银屑病特征往往消失，但愈后常可见有小片寻常型银屑病损害。指（趾）甲浑浊、肥厚、变形，甚至剥离、脱落。口鼻咽眼黏膜均充血发红。患者常伴有发热、畏寒、头痛等全身症状。各处浅表淋巴结肿大。病程顽固，常数月或数年不愈，即使治愈，也较易复发。

【治疗原则】

银屑病性剥脱性皮炎的治疗主要为全身联合治疗，如口服阿维 A、甲氨蝶呤或环孢素 A；全身外用温和、无刺激的保湿润肤剂；物理疗法包括光化学疗法、药浴等。

【病例分析】

（一）病例资料

患者男性，45 岁，因全身潮红脱屑伴瘙痒 4 年，加重 1 周由门诊轮椅入院。现患者颜面、躯干、四肢皮肤弥漫性潮红伴大量糠皮样脱屑，头皮覆盖黄厚痂，主诉全身皮疹瘙痒剧烈。双小腿胫前、双足背中度凹陷性水肿，主诉行走疼痛。双手指、脚趾甲浑浊增厚，发黄变形。腋下淋巴结可及轻度肿大。患者 6 年前因"股骨头坏死"外院行"双侧髋关节置换术"。入院时生命体征：体温 39.1℃，脉搏 104 次 / 分，呼吸 20 次 / 分，血压 118/66mmHg。异常化验：血常规示 WBC12.19×10^9/L，NEUT%92.8%。肝功示 ALT54U/L，Alb30g/L。治疗：莫西沙星氯化钠注射液 0.4g 静脉滴注 Qd；阿维 A 胶囊 40mg 口服 Qd，甲氨蝶呤片 15mg 口服一周一次；白凡士林外用全身潮红脱屑，1∶8000 高锰酸钾溶液浸浴疗法 Qod。

（二）分析护理问题（表 5-1）

表 5-1　护理问题及依据

护理问题	依据
感染	体温 39.1℃；血常规示 WBC12.19×10^9/L，NEUT%92.8%；腋下淋巴结可及轻度肿大。
体温过高	体温 39.1℃。
瘙痒	颜面、躯干、四肢皮肤弥漫性潮红伴大量糠皮样脱屑，主诉全身皮疹瘙痒剧烈。
自我形象紊乱	颜面、躯干、四肢皮肤弥漫性潮红伴大量糠皮样脱屑；头皮覆盖黄厚痂；双手指、脚趾甲浑浊增厚，发黄变形。
营养失调	颜面、躯干、四肢皮肤弥漫性潮红伴大量糠皮样脱屑，双小腿胫前、双足背中度凹陷性水肿，肝功示 Alb30g/L。
生活自理能力缺陷	轮椅入院；双小腿胫前、双足背中度凹陷性水肿，主诉行走疼痛。
跌倒的风险	轮椅入院；双小腿胫前、双足背中度凹陷性水肿，主诉行走疼痛；既往因"股骨头坏死"外院行"双侧髋关节置换术"。

（三）采取护理措施

1. 控制感染

（1）重症患者实行保护性隔离，限制探视，避免交叉感染的机会。

（2）医护人员做各项操作时应严格执行无菌操作流程，并注意保护皮肤，减少破坏。

（3）病室定时通风，保持室内空气新鲜。

（4）每日为患者更换消毒床单及衣物，保持床单位及被服整洁干净。

（5）遵医嘱给予1:8000高锰酸钾溶液浸浴疗法Qod。

（6）遵医嘱给予莫西沙星氯化钠注射液0.4g静脉滴注Qd。

（7）定时监测体温及血常规变化，发现异常及时通知医生。

2. 高热的护理

（1）尽量采用物理降温，如用冰袋置于患者前额、腋下、腹股沟等体表大血管处，及时更换冰袋，待体温降至正常撤去冰袋，注意保暖。

（2）禁用酒精擦浴，慎用解热镇痛药。

（3）嘱患者多饮水，卧床休息。

（4）及时更换被汗水浸湿的衣服，避免着凉。

（5）加强巡视，注意观察患者体温变化，防止高热惊厥或虚脱。

（6）在高热期除密切观察患者体温、脉搏、呼吸和意识等情况外，还应注意观察全身皮损情况。

3. 加强皮肤护理，缓解瘙痒

（1）认真做好基础护理，每日扫床时将大量脱落鳞屑彻底清理干净，以保持床铺平整、清洁、干燥。

（2）每日更换衣服、被褥。宜选择棉织品，不宜选用人造纤维、皮毛等，衣服应宽松。

（3）向患者讲解正确使用外用药的方法及注意事项，并予以示范。

（4）保持皮肤清洁，涂药前先用1:8000高锰酸钾溶液浸浴，以去除鳞屑，再使用温和的保湿润肤剂涂抹皮肤，减少对皮肤的刺激。

（5）避免紫外线照射，减少户外活动时间，阳光强烈时外出应注意打伞、戴遮阳帽。

（6）避免热水烫洗皮肤，并嘱患者剪短指甲，切勿暴力搔抓或机械性摩擦皮肤，以免抓破皮肤而引起继发感染。瘙痒剧烈时可用指腹轻轻按压皮肤。

（7）使用放松技巧，如听舒缓的音乐、深呼吸，也可以通过数数、阅读书报、聊天等分散对瘙痒的注意力。瘙痒严重时可使用外用药涂抹。

（8）必要时遵医嘱应用抗组胺药物，缓解瘙痒症状。

4. 改善营养状况

（1）营造良好的进餐环境，鼓励患者进食。

（2）给予高蛋白、高维生素、高热量、低脂低胆固醇、易消化的食物，如牛奶、豆浆、蛋清、瘦肉、鸡汤等。多饮水、多食新鲜水果、蔬菜，适当补充含钙食物。

（3）避免食用可疑食物或刺激性强的食物。戒烟酒。

（4）遵医嘱定期抽血监测白蛋白的水平。

（5）必要时遵医嘱口服蛋白粉、静脉滴注白蛋白。

5. 满足日常生活需要

（1）创造安静、安全、舒适的病室环境，保持患者床单位及被服的整洁。

（2）卧床期间加强巡视，发现患者的需要，及时给予满足，做好生活护理。

（3）帮助患者把常用物品（便器、水杯、手纸等）放于患者易于拿取的地方；呼叫器放于伸手可及的位置，方便患者使用。

（4）指导、协助患者完成简单的日常活动，如穿衣、床上进餐、洗漱和使用便器，并注意如厕时的隐蔽性。

（5）遵医嘱协助患者进行药浴、外用药涂抹治疗。

（6）根据患者的病情指导患者进行循序渐进的活动。鼓励患者逐步完成能力所及的生活自理活动。

6. 预防跌倒

（1）告知患者及家属可能导致跌倒的原因，于床头悬挂预防跌倒的标识，做好交班。

（2）保持地面无水渍、障碍物，病室及活动区域光线充足。

（3）患者日常用物、呼叫器放于可及处。

（4）提醒患者改变体位、蹲起或下床时，若有必要及时寻求帮助。

（5）告知患者穿长短合适的衣裤和防滑拖鞋。

（6）卧床期间需使用床档，下床前应先将床档放下，不可直接翻越床档。

（四）病例思考

1. 口服阿维A胶囊治疗银屑病性剥脱性皮炎的作用及副作用是什么？

2. 浸浴疗法的注意事项是什么？

3. 此病例中患者每周口服甲氨蝶呤，如何向患者进行用药知识宣教？

（五）病例分析

1. 阿维A胶囊属于第2代维A酸类药物，它通过调节银屑病皮损部位角质形成细胞的异常增殖和分化以及中性粒细胞在皮损内的浸润和聚集达到治疗作用。副作用主要为维生素A过多症的表现（表5-2）。

表5-2　维生素A过多症的表现

常见不良反应	主要表现	预防及处理措施
皮肤黏膜反应	85%～100%的患者会出现口鼻干燥、唇炎、口腔糜烂、口角炎、鼻出血、鼻炎、结膜炎、色素沉着、甲脆性增加、脱落、毛发脱落等。	患者一般均可耐受，不需停药。口唇干燥嘱患者多饮水并使用唇膏外涂；眼干可使用人工泪液滴眼；鼻干可使用复薄油滴鼻。

续表

常见不良反应	主要表现	预防及处理措施
对骨骼、肌肉的影响	骨膜、肌腱和韧带钙化，骨质疏松，肌肉痛，四肢肌肉无力、颤抖，血肌酸激酶（CK）升高等。	7岁以下的儿童尽量避免使用，长期应用应定期做骨X线检查。
对血脂的影响	甘油三酯升高，血清胆固醇及低密度脂蛋白升高，高密度脂蛋白降低。	治疗期间定期复查血脂，不必停药，嘱患者低脂饮食，必要时服用降脂药。
对肝功能的影响	转氨酶升高。	每周复查肝功能，必要时给予保肝治疗。当肝酶高于正常上限水平3倍以上时，需停药，直至恢复正常水平。
致畸性	最大的潜在危害就是长期使用后引起致畸。	育龄妇女应在治疗前4周、治疗期间及停药两年内采取避孕措施。
对消化道的影响	主要表现为恶心、食欲减退、腹痛、便秘、腹泻、消化不良、胰腺炎等。	停药后症状可逐渐消失。

2. 女性经期、体弱及有严重心血管疾病患者，不宜浸浴；每次治疗时间为15～20分钟，水温控制在36～38℃；宜在餐后1小时左右进行，应避免空腹或饱餐后即刻浸浴；药液现用现配，浸浴应在外用药前进行，否则遇卤素盐及酸类，可产生化学物质腐蚀患者皮肤；浸浴过程中告知患者注意保护眼睛，护士应多巡视、观察患者，发现不良反应立即停止治疗；浸浴后无须再用清水冲洗，以延长药物作用时间；严格消毒浴盆，使用一次性浴袋，防止交叉感染。

3. 甲氨蝶呤是叶酸还原酶抑制剂，属于抗肿瘤药物。副作用为胃肠道反应、骨髓抑制（全血细胞减少）、肝肾功能损害等。用药前和用药期间均要定期检查血、尿常规及肝肾功能。长期用药还应注意肝脏广泛性纤维化和肝硬化的不良反应。服用甲氨蝶呤后，第二天应遵医嘱给予叶酸片5～10mg口服，可控制恶心和贫血等副作用。

（张　蕊）

第二节　寻常型天疱疮患者个案分析

天疱疮（pemphigus）是一组累及皮肤及黏膜的自身免疫性大疱性疾病。分为三个主要的类型：寻常型天疱疮，落叶型天疱疮和副肿瘤性天疱疮。男性和女性发病率基本相等，发病年龄范围很大，全球约每百万人有0.76～5个新发病例。

【临床表现】

寻常型天疱疮患者基本上都有口腔黏膜的糜烂伴疼痛，皮肤上出现松弛的大疱继发糜烂，伴渗出，大疱和正常皮肤在轻微压力或摩擦下可发生侧向移动（尼氏征阳性）；落叶型天疱疮患者皮肤表现为红斑，并在其基础上发生鳞屑性、结痂性糜烂，伴有恶臭；副肿瘤性天疱疮与潜在的肿瘤相关，有严重难治的口腔炎，皮损呈多形性。

【治疗原则】

寻常型天疱疮首选糖皮质激素系统治疗，或联合免疫抑制剂，局部使用外用药膏对症处理。

【病例分析】

（一）病例资料：

患者女性，62岁，因寻常型天疱疮1年反复发作收入院。现其口腔糜烂，面部、四肢散在红斑与部分糜烂，前胸、后背大面积红斑、糜烂、伴渗出与疼痛，有异味，双下肢、双足肿胀，主诉行走时胀痛。在外院曾以寻常型天疱疮使用地塞米松（20mg/d）冲击治疗，在减激素的过程中患者自行停药使用中药治疗，一周后暴发。有糖尿病史5年（曾多次出现低血糖现象），入院时生命体征：体温38.3℃，脉搏102次/分，呼吸21次/分，血压130/85mmHg；血生化：白蛋白30g/L，血糖18.3mmol/L；治疗：5%葡萄糖注射液250ml+注射用甲泼尼龙琥珀酸钠40mg/iv drip Bid，醋酸泼尼松龙20mg Qd口服，创面无菌生理盐水清洁后外用莫匹罗星软膏。

（二）分析护理问题（表5-3）

表5-3 护理问题及依据

护理问题	依据
感染	口腔糜烂，前胸、后背大面积红斑、糜烂、伴渗出，有异味，体温38.3℃。
组织完整性受损	口腔糜烂，前胸、后背大面积红斑、糜烂、伴渗出
营养缺乏	双下肢、双足肿胀；白蛋白25g/L。

护理问题	依据
跌倒的风险	双下肢、双足肿胀，主诉行走时胀痛。
疼痛	其口腔糜烂，前胸、后背大面积红斑、糜烂、伴渗出与疼痛，主诉行走时胀痛。
知识缺乏	在减激素的过程中患者自行停药使用中药治疗。

（三）采取护理措施

1. 预防感染，促进皮肤黏膜组织愈合

（1）严格执行无菌操作，做好手卫生，按规定处理医疗垃圾。

（2）严格执行陪住制度，减少探视，向家属做好手卫生的宣教。

（3）定时开窗通风，保持室内空气新鲜流通，鼓励患者从床上抬腿运动逐渐过渡到床旁下地活动，也可以利用换药的时间让患者采取立位配合，减少卧床。

（4）床上铺无菌尿垫，每日更换污染的病服和被服；必要时使用重症皮肤病恢复支架保护创面、减少摩擦，指导患者定时翻身，预防压疮。

（5）口腔黏膜护理：每日观察口腔黏膜情况变化，根据分泌物培养结果合理选用漱口液，勤漱口；进食困难时鼓励患者尽量通过消化道补充营养，先食用软烂易消化的流食，待口腔糜烂减轻后逐渐过渡到半流食、少渣饮食、普食。

（6）为控制皮肤的感染，要加强疱病清疮换药：创面采用疱病清创术处理，遵医嘱外涂莫匹罗星软膏，再用单层无菌纱布覆盖躯干创面进行保护，必要时再穿病服。每日观察创面变化及有无新发水疱，如有新发水疱及时通知医生后用抽吸疱液法处理。

2. 改善营养状况

（1）鼓励患者进食高蛋白、易消化的食物，如牛奶、鸡蛋羹、烂面条，有条件的可以补充蛋白粉，不必刻意"忌口"。

（2）遵医嘱静脉补充白蛋白。

（3）记录患者每日出入量，保持水电解质平衡。

3. 预防跌倒

（1）保持地面无水渍、障碍物，病室及活动区域灯光充足。

（2）悬挂预防跌倒标识，做好交班，告知患者及家属可能导致跌倒原因，并采取相应的防范措施。

（3）患者日常用物放于可及处。

（4）给患者的衣裤长短合适，拖鞋要防滑。

（5）将呼叫器放于可及处，提醒患者下床时若有必要可寻求帮助。

4. 疼痛护理

（1）换药时要注意保暖，动作要轻盈、迅速，纱布浸湿创面充分后，方可揭下。

（2）除了避免进食坚硬食物外，食物温度要偏低，以减少口腔黏膜的刺激。

（3）必要时遵医嘱漱口液中加入利多卡因注射液以减轻疼痛。

（4）遵医嘱积极纠正低蛋白血症，减轻下肢水肿。

5．健康指导

（1）讲解寻常型天疱疮的疾病知识以及治疗原则。

（2）讲解并发症和用药的副作用以及预防措施。

（3）讲解休息活动、饮食配合等相关知识。

（四）病例思考

1．大剂量使用糖皮质激素的副作用是什么？

2．"有糖尿病史5年（曾多次出现低血糖现象）"这句话提醒护士要观察患者的什么情况？

3．患者除了现有表现的皮肤感染外，我们还应该注意观察患者有可能出现什么部位的感染？

（五）病例分析

1．大剂量使用糖皮质激素的副作用有：感染、消化道出血、高血压、高血糖、高脂血症、青光眼、电解质紊乱（低钾、低钙）、库欣综合征、精神症状等。

2．"有糖尿病史5年（曾多次出现低血糖现象）"这句话可能提示护士：患者长期出现低血糖，会造成脑细胞受损而出现健忘、反应迟钝、与外界沟通减少等症状。入院评估时多向家属询问相关情况，也可以应用认知障碍的测评工具进行简易评估。

知识点

认知障碍的测评工具

Mini-Cog是一种用于鉴别老年人是否存在认知损害的简便工具，其敏感性76%～99%，特异性89%～93%。1.测试方法：①让患者仔细听记三个不相关的词组，然后让患者复述这三个词组；②在一张白纸上，让患者画一面标出时间刻度的钟，然后让患者画出一个特定时间状态下的指针位置；③让患者再次复述之前的那三个词。2.评分标准：①画钟测验（CDT）测试之后每正确回忆一个单词加1分；②0分为认知受损；3分为认知未受损，1～2分者依据CDT进行分类（CDT正常为认知未受损，CDT异常为认知受损）。③CDT正常：所有的时间刻度均正确并且指针位置与指定的时间一致。整个评估过程需要大约3分钟，对患者造成的压力小，测试人员经过简单培训即可使用。在异质性人群中可以提高认知障碍的检出率。

如果出现上述症状，护士要做好细节工作，例如固定好患者的腕带以免信息缺失，发药到口，各种检查准备用"温馨提示牌"进行提醒，随时与患者沟通，了解其需要，一定要留好家属的联系方式，有需要随时沟通，严重者让家属陪伴，以免患者走失。

3. 除了皮肤感染，还应该注意观察患者有无肺部感染。因为患者口腔糜烂有感染，又长期使用大剂量激素导致抵抗力降低，加之行动困难、经常卧床，肺部最易出现细菌感染甚至真菌感染。护士在护理工作中可以观察患者有无咳嗽、咳痰，呼吸形态的改变，体温的变化。责任护士要加强预防肺部感染的健康宣教。

（余梦清）

第三节　中毒性大疱表皮松解坏死型药疹患者个案分析

中毒性大疱表皮松解坏死型药疹（toxic epidermal necrolysis，TEN）即中毒性表皮坏死松解症，这一病名是由 Lyell 于 1956 年引入，是药疹中最严重的一型。70%～90% 的病例均是由于服用致敏药物所引起，有报道认为，至少有 100 种不同的药物引起过此病，常见的药物有：磺胺类抗生素、芳香类抗惊厥药、非甾体类抗炎药、别嘌呤醇等。

知识点

中毒性大疱表皮松解坏死型药疹的发病率

中毒性大疱表皮松解坏死型药疹的发病率约为 1～1.3/100 万人/年，研究发现，在 HLA-B$_{12}$ 的患者、老年人中发病率明显升高。骨髓移植、系统性红斑狼疮、获得性免疫缺陷综合征（acquired immunodeficiency syndrome，AIDS）患者为发生本病的高危人群。中毒性大疱表皮松解坏死型药疹的平均死亡率为 25%～35%。合并 AIDS 的中毒性大疱表皮松解坏死型药疹的患者死亡率可高达 50%。

【临床表现】

中毒性大疱表皮松解坏死型药疹的患者发病急骤，在红斑上出现大小不等的松弛性水疱及表皮松解，尼氏征阳性。表皮似腐肉样，轻微摩擦即引起大片剥离。受压部位的表皮可出现类似烫伤的全层剥脱，露出暗红色、湿润的真皮。在其他部位，坏死的表皮保留于真皮上而呈现皱缩的外观。85%～95% 的患者都有黏膜损害，表现为眼、口腔、外生殖器的广泛性的疼痛性糜烂。全身症状严重，可伴有高热和内脏中毒表现。如抢救不及时，可因继发感染、肝肾衰竭、水电解质紊乱而死亡。

【治疗原则】

中毒性大疱表皮松解坏死型药疹的治疗首先是停用或更换可疑药物，增加补液量以促进体内致敏药物排泄；采用大剂量糖皮质激素、免疫球蛋白静脉滴注；维持水电解质平衡；防止继发感染；局部皮疹应用外用药膏对症处理。

【病例分析】

（一）病例资料

患者男性，53岁，因全身红斑、水疱、表皮剥脱伴疼痛2周由急诊平车入院。现患者全身弥漫性暗红斑，其上散在分布绿豆至土豆大小的松弛性水疱、水囊，尼氏征阳性。背部可见大片的表皮松解剥脱，如烫伤样表现，糜烂面有渗液，主诉疼痛明显。眼睑红肿，结膜充血，分泌物多。口腔、鼻腔、外阴黏膜充血、糜烂，表面覆盖较多血性结痂。主诉口唇肿痛，张口困难，进食疼痛。入院后患者不愿与医护人员沟通，对生活及治疗失去信心。入院时生命体征：体温39.8℃，脉搏114次/分，呼吸22次/分，血压125/80mmHg。异常化验：血常规示WBC10.66×10⁹/L，NEUT%88.4%。肝功示ALT78U/L，K2.8mmol/L，Alb28g/L。粪便潜血阳性。HIV阳性。胸片示肺纹理粗重（疑似卡氏肺囊虫性肺炎）。治疗：5%葡萄糖氯化钠注射液500ml+注射用氢化可的松琥珀酸钠300mg静脉滴注Bid，人免疫球蛋白（PH₄）40g静脉滴注Qd，人血白蛋白静脉20g滴注Qd；糜烂面使用0.9%氯化钠注射液清洁后，外敷莫匹罗星软膏+凡士林纱布。

（二）分析护理问题（表5-4）

表5-4　护理问题及依据

护理问题	依据
感染	背部大片表皮松解剥脱，糜烂面有渗液；体温39.8℃；血常规示WBC10.66×10⁹/L，NEUT%88.4%；入院后给予大剂量糖皮质激素静脉滴注。
皮肤完整性受损	全身弥漫性暗红斑，散在松弛性水疱，背部大片表皮松解剥脱伴渗液；眼、口、鼻、外阴黏膜充血及糜烂，上覆血性结痂。
营养失调	全身散在松弛性水疱，背部大片表皮松解剥脱伴渗液；主诉口唇肿痛，张口困难，进食疼痛；肝功示Alb28g/L。
体温过高	体温39.8℃。
疼痛	背部大片表皮松解剥脱，糜烂面有渗液；口腔、外阴黏膜充血及糜烂；主诉背部、外阴创面疼痛，口唇肿痛，张口困难，进食疼痛。
焦虑、恐惧	HIV阳性。入院后患者不愿与医护人员沟通，对生活及治疗失去信心。

（三）采取护理措施

1. 预防感染

（1）将患者置于单间病房，实行保护性隔离。病室空气用紫外线消毒每日1次，每次30分钟。床旁桌及地板等病室物品使用0.5‰含氯消毒液擦拭消毒每日2次。患者所用的床单、被罩、枕套、毛巾垫等应每日更换消毒1～2次，防止发生医源性感染。

（2）严格限制探视人员，进入病室前须戴帽子、口罩，接触患者前要洗手或戴手套。换药时严格注意无菌操作，必要时穿隔离衣。

（3）密切监测患者的体温变化，遵医嘱定期抽血复查白细胞。

2. 恢复组织完整性

（1）糜烂面：

① 采取暴露疗法，将所穿衣物全部脱去，日间鼓励患者多站立。夜间取卧位时注意每2～3小时变换1次体位，并使用支被架托起被罩，勿将被罩直接盖于患者身上，以免加重游离的表皮剥脱。

② 糜烂渗出处给予烤灯持续照射，0.9%氯化钠清洁溶液换药，外敷莫匹罗星软膏＋凡士林纱布。

③ 使用止血带、袖带测量血压、胶布固定针头时，须在皮肤上垫一无菌纱布，切勿直接接触破溃皮肤。

（2）水疱：

① 注意保持疱壁的完整性，切忌撕扯疱皮。静脉穿刺时应尽量避开水疱、破溃处皮损。

② 每日仔细观察有无新发水疱，记录水疱的数量、水疱是否破损及有无感染。

③ 直径>1cm的水疱给予无菌注射器抽吸，并记录疱液的颜色、性状及量。

（3）黏膜护理（表5-5）

表5-5　黏膜的护理措施

部位	护理措施
眼	0.9%氯化钠溶液冲洗双眼，自家血清、氧氟沙星及氟米龙滴眼液滴双眼。每日观察双眼结膜红肿、充血有无好转，双眼有无粘连、感染等并发症的发生。
口唇	0.9%氯化钠溶液＋醋酸地塞米松片冷湿敷。早期口腔糜烂较严重时，可使用吸管进流食，待糜烂好转后逐步改为半流食、软食。指导患者在进餐前后使用制霉菌素及0.02%醋酸氯己定溶液漱口。
外阴	烤灯持续照射，0.9%氯化钠溶液清洁换药，注意包皮内等皱褶部位的隐藏污垢。阴茎及阴囊糜烂皮损分别以凡士林油纱外敷，避免组织粘连加重糜烂。

3．改善营养状况

（1）鼓励患者进食高蛋白、高热量、高维生素、易消化的食物。

（2）少量多餐，由流食逐渐过渡到半流食、软食，并在每餐之间适量口服肠内营养乳剂（瑞高），以提高饮食中的营养成分。

（3）严格记录24小时出入量，保证出入平衡。

（4）遵医嘱定期抽血复查白蛋白及电解质。

4．高热的护理

（1）密切监测患者体温的变化。

（2）体温升高时禁用药物降温，以免因误用致敏药物后导致机体再次出现过敏反应，以冰袋物理降温为宜，同时观察、记录降温效果。

（3）高热出汗较多时，应及时擦干汗液，更换衣被，防止受凉。

5．疼痛的护理

（1）慎用止痛剂，以免因再次误用致敏药物加重病情。

（2）清创换药时使用棉球轻柔擦拭皮损，应动作缓慢、力度适宜。必要时可遵医嘱加入盐酸利多卡因注射液进行局部换药。

（3）换药过程中多使用鼓励性语言，加强与患者沟通，以分散其注意力。

（4）对于口腔疼痛，嘱患者在进餐前后使用漱口液含漱，进餐时可少量多次进软流食。为减轻进食造成的疼痛，嘱患者应注意食物的温度和大小，避免食物过冷、过热、过硬、过大等。

6．健康指导

（1）讲解中毒性大疱表皮松解坏死型药疹和 AIDS 的疾病知识、治疗原则。

（2）讲解糖皮质激素药物的作用及副作用。

（3）讲解清创换药、加强饮食等支持治疗的重要性。

（四）病例思考

1．应用免疫球蛋白的注意事项是什么？

2．此病例中患者 HIV 阳性，住院期间护士如何做好职业防护？

3．出院宣教的重点是什么？

（五）病例分析

1．未开封前需要 4℃ 冰箱保存，输液前须置于常温下复温。输液前后均需要使用 0.9% 氯化钠溶液冲管。输液过程中严密观察患者的反应，注意有无输液反应、过敏反应的发生。输液速度宜先慢后快，控制滴速在 60 滴 / 分以下。

2．加强职业防护

（1）提高自身防护意识，加强护理人员防护知识、相关技能的教育和培训。已妊娠、有皮肤破损或有渗出性的皮肤损害（如患有湿疹等皮肤病时），避免参加直接的医护工作。有细小裂口者，必须密封伤口后，方可接触患者。

（2）在进行医疗护理操作过程中，须戴口罩、双层橡胶手套，穿隔离衣。接触患者和脱去手套后应立即使用流动水及肥皂彻底清洗双手。

（3）操作过程中要保证充足的光线，特别注意防止被针头等锐器刺伤或者划伤。使用后的锐器直接放入耐刺、防渗漏的锐器收集盒，并注明 HIV 感染标记，直接焚烧处理。注射器和针头保证绝对一次性使用，用后的针头不可套回针头帽内。采血时使用真空采血器，以降低直接接触患者血液的危险性。

（4）分泌物、医用敷料等污物，应装入双层黄色垃圾袋内单独分开放置，并注明 HIV 感染标记，直接焚烧处理。使用过的器械也应装入双层黄色垃圾袋内，袋外注明 HIV 感染标记，送高压蒸气灭菌消毒处理。

3. 告知患者及其家属牢记过敏药物的名称及类型，避免下次误用此类致敏药物，再次发生全身过敏反应。

患者 HIV 阳性，要注意保持皮肤完整，避免造成破损、出血，增加传播的机会。由于 AIDS 患者抵抗力低，所以要告诫患者尽量不要在公共场所逗留，避免接触肺结核、带状疱疹等感染性疾病的患者。进行性生活时使用双层避孕套，以杜绝感染机会。劝说其性伴侣尽早检测 HIV 抗体，以便早发现、早诊断、早治疗。

（张　蕊）

参 考 文 献

[1] 赵辨. 中国临床皮肤病学[M]. 南京：江苏科学技术出版社，2010.

[2] 施跃英，丁银儿. 29例中毒性表皮坏死松解症患者的护理[J]. 中华护理杂志，2012，47(6)：506-507.

[3] 梁华，刘蓉. HIV职业防护措施探讨[J]. 现代医药卫生，2005，21(18)：2558.

[4] 靳培英. 皮肤病药物治疗学[M]. 北京：人民卫生出版社，2014.

[5] 赵辨. 临床皮肤病学[M]. 南京：江苏科学技术出版社，2001.

[6] Jean L Bolognia, Joseph L Jorizzo, Ronald P Rapini. 皮肤病学[M]. 朱学骏，王宝玺等主译. 北京：北京大学医学出版社，2015.

[7] 王宝玺. 皮肤科诊疗常规[M]. 北京：人民卫生出版社，2004.

[8] 吴志华. 皮肤科治疗学[M]. 北京：科学出版社，2006.

[9] 聂翠丽，张学花. 中西医治疗过敏性紫癜的观察和护理[J]. 齐鲁护理杂志，2005，11(6)：649-650.

[10] 吴欣娟. 实用皮肤性病科护理及技术[M]. 北京：科学出版社，2008.

[11] 李军改. 皮肤病性病护理学[M]. 北京：人民军医出版社，2010.

[12] 卫生部合理用药专家委员会. 中国医师药师临床用药指南[M]. 重庆：重庆出版社，2009.

[13] 陈新谦，金有豫. 新编药物学[M]. 北京：人民卫生出版社，2001.

[14] 孙明. 内科治疗学[M]. 北京：人民卫生出版社，2001.

[15] 程秋生. 常见皮肤病性病的心理治疗[M]. 北京：科学技术文献出版社，2006.

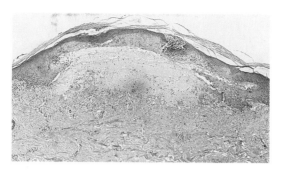

彩图 3-1　小疱病理图片

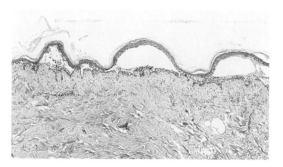

彩图 3-2　大疱病理图片

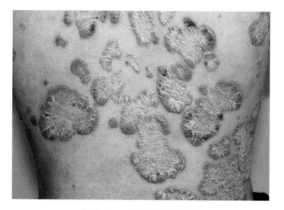

彩图 4-1　寻常型银屑病

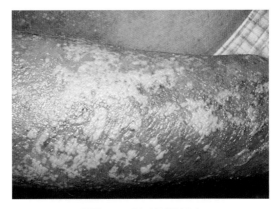

彩图 4-2　脓疱型银屑病

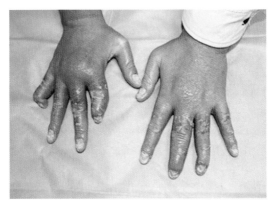

彩图 4-3　关节病型银屑病

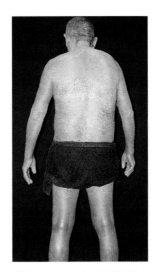

彩图 4-4　红皮病型银屑病

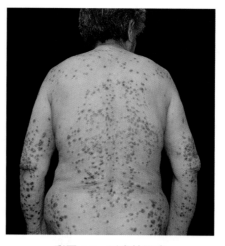

彩图 4-5　泛发性湿疹

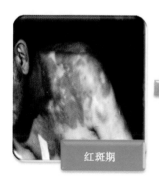

红斑期

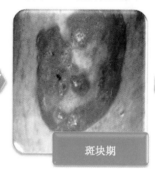

斑块期

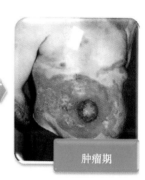

肿瘤期

彩图 4-13　蕈样肉芽肿的分期

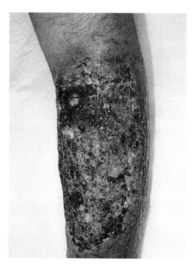

彩图 4-14　小腿溃疡

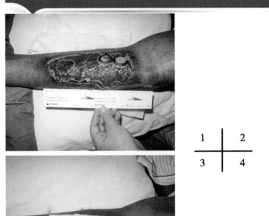
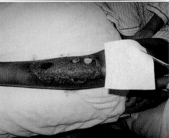
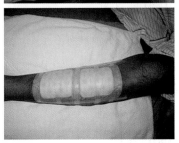

第一周换药（11.15）　北京协和医院　PEKING UNION MEDICAL COLLEGE HOSPITAL

1	2
3	4

彩图 4-17　使用湿性换药法第一周

第二周换药（11.22）　北京协和医院　PEKING UNION MEDICAL COLLEGE HOSPITAL

1	2
3	4

彩图 4-18　使用湿性换药法第二周

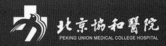

第三周换药（11.28）

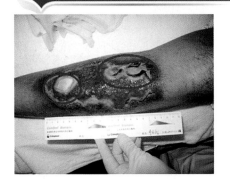

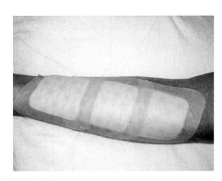

彩图 4-19　使用湿性换药法第三周

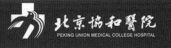

第四周换药（12.5）

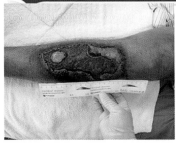

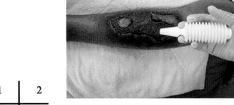

1	2
3	4

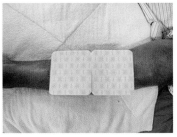

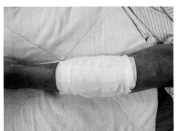

彩图 4-20　使用湿性换药法第四周

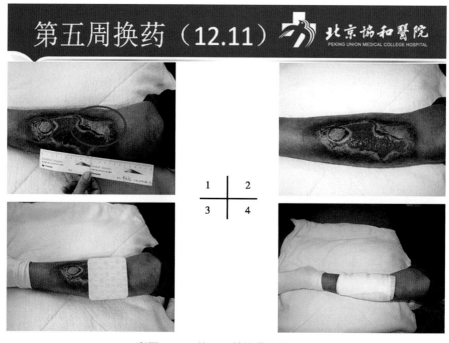

彩图 4-21　使用湿性换药法第五周